Bibliotherapy

療癒身心的書目療法

在對的時間讀到對的書，透過7個選書練習，
釋放每個過度努力的你！

心と体がラクになる読書セラピー

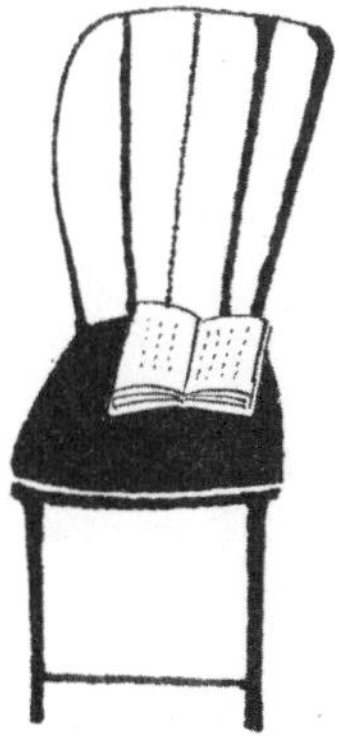

日本讀書療法學會會長 **寺田真理子** 著　黃詩婷 譯

推薦序——陳書梅教授導讀

人生在世，難免磕磕碰碰、甚或顛顛簸簸——小至日常生活中的親情、友情、愛情、工作上的不順心，大至突如其來的天災人禍而讓人猝不及防，例如近兩年來蔓延全球的COVID-19疫情，更是令人感到人生恆變無常；就如同心理醫師羅斯·哈里斯（Russ Harris）所著的《韌性配方：如何在創痛中活出豐富與意義》一書中提到：「生命突然給我們痛苦的一擊，是震撼，會傷痛，還讓我們搖搖欲墜；我們掙扎著站穩腳步，但有時仍會跌落……。」因此，每個人皆需懂得超前部署，為自己儲存「心靈處方箋」，以便在任何橫逆來臨時，能有強大的心理韌性與挫折復原力（resilience），堅定地挺住自己，且可愈挫愈勇地迎向未來。

而該如何尋得適合個人的心靈處方箋？其中，書目療法（bibliotherapy）

是一種經濟實惠、助己助人的有效作法。書目療法是透過閱讀來進行情緒療癒（emotional healing），以維護與促進心理健康的方式；就如同瑜珈療法、芳香療法般，書目療法也是一種非醫學的自然療法（naturopathic therapy），屬於心理治療的輔助方式之一，其功能在於療癒（heal），而非醫學上的治癒（cure）。換言之，當個人遭遇困境、處於情緒低潮時，若能有人開導，則可帶來再奮起的力量；而透過閱讀，察看素材中角色人物的處境與解決問題的方式，亦可產生有如與無形的心靈導師展開對話般的效果。因此，不需具備心理治療專業，人人皆可為自己和他人挑選療癒系素材，施行書目療法。

事實上，在歐美國家，一般人普遍有書目療法的觀念；例如，當孩子因搬家、轉學，或是家中寵物往生，而產生負面情緒時，家長都會到社區的圖書館，央請館員推薦相關的療癒系圖書，來為孩子打開心裡的鬱結；換言之，書目療法服務（bibliotherapeutic service）是圖書館日常的服務項目。現今，臺灣的一些圖書館，包括中小學、大學或是公共圖書館，也已開始推展書目療法服務，但一般民眾對書目療法的概念仍較為陌生，不知道當情緒低潮的時候，可以透過閱讀來撫慰與安定個人的身心靈，更遑論到圖書館去尋求館員的協助了。

多年來，我時常聽聞在日本社會中也有書目療法的理念，而且有專業的書目療法學會，但由於個人不諳日文，故並未進行深入的了解；近日，接到墨刻出版社邀約我撰寫《療癒身心的書目療法》推薦序，初步瀏覽此書的中譯稿後，感到十分高興與驚豔，深深覺得對一般社會大眾而言，這是一本理解書目療法的入門書。

本書的作者寺田真理子由於自身透過閱讀走出憂鬱症的經驗，啟發了對書目療法的興趣，於是創辦了日本書目療法學會，至今已在書目療法實踐與研究的工作上深耕十年。作者曾於二〇〇七年出版過《一百本讓你與憂鬱世界說再見的書》，現又出版此書，對書目療法理念的推展有相當大的幫助。在本書中，作者首先於序言詳述過往罹患憂鬱症的日子與緣由，讀來令人動容；之後，再以深入淺出的方式，敘述書目療法的定義、緣起與歷史發展；接著提到書目療法可用的素材，涵括圖書與視聽資料；另外，也提及美國、英國、以色列、日本等國書目療法發展的情形。本書的後半段則臚列各種選書術，並舉相關的素材為例，說明該如何根據個人的身心狀態來選書；最後，以一般人常見的各種煩憂苦惱為主題，舉出對應的療癒系圖書，來讓社會大眾了解該怎麼在日常生活中實踐書目療法。

透過閱讀本書，無論是對書目療法有興趣而想進一步了解的人，或曾聽聞書目療法，但在個人認知上覺得是心理治療而裹足不前的人，皆可以在此書中獲得解答，釐清對書目療法的迷思。同時，藉由本書所舉的療癒系圖書例子，可為讀者提供指引，以了解該如何找到適合自己的療癒素材，或是為他人挑選心靈處方箋。期盼藉由本書的出版，讓更多的社會大眾得以理解，書目療法人人可以實踐；同時，也鼓勵民眾在日常生活中落實書目療法，並在需要的時候，造訪圖書館找尋個人的心靈處方箋；如此，距離健康幸福人生的目標就不遠了。

陳書梅

前言——邀你參加書目療法的請帖

人為什麼要閱讀呢？

雖然好像是劈頭就問了相當深奧的問題，不過，還是請大家稍微思考一下唷！

你平常是為了什麼理由而閱讀的呢？是當成娛樂、轉換心情？又或者是自我成長、學習呢？

想儘量多讀點書、獲得知識來提升自己的技能……為了這類目的而閱讀當然也很棒，只是這樣似乎有些可惜呢！書本有著相當棒的力量，閱讀能夠讓你做到更多事情。

舉例來說，二〇〇九年英國的薩塞克斯大學（University of Sussex）曾做過一項調查，發現包含音樂聆聽、品茶、喝咖啡、電玩遊戲等各式各樣放鬆身心的娛樂活動當中，**效果最為顯著的就是閱讀，透過文字能讓壓力下降的程度高達百分之六十八呢！**

有許多睡眠相關的專家推薦，大家若是要讓身體接收到「現在是睡眠時間」的暗示，就應該每天在睡前進行能夠消除壓力的活動，而閱讀正是首選。梅奧診所醫學中心（譯注：Mayo Clinic，美國明尼蘇達州的醫療院所，曾被媒體評為美國最佳醫院）指出，**讀紙本書能夠較為簡單地切換心情**。

美國耶魯大學的研究團隊曾花費十二年進行調查，得知**閱讀的人壽命比不閱讀的人長了兩年**。

另外在針對義大利的小學生、高中生以及英國大學生進行的調查當中得知，曾經閱讀《哈利波特系列》（J.K. 羅琳著／中文版由皇冠出版）的年輕人，對於移民、同性戀者、難民等容易產生偏見心態的狀況都大有改善。

閱讀能夠減輕壓力、使人較易入眠、能延年益壽，還能夠提高同理心。這些都

是研究結果。甚至有 AI 分析指出：要延長健康壽命，效果最佳的便是閱讀。

你是否感受到閱讀的龐大可能性了呢？

我會閱讀，正是因為實際感受到書目療法的效果。

也許大家會覺得：「書目療法？沒聽說過呢！」

那麼，你是否曾經因為讀了書而覺得鬆了口氣、或者心情上忽然變得很輕鬆呢？孩提時代或許曾一而再、再而三閱讀自己喜歡的繪本；學生時代看了漫畫主角的挑戰而充滿勇氣，因此自己也能夠努力過著學校生活和社團生活；煩惱著人際關係的時候，或許也曾讀過溝通相關的書籍而得到某些提點；煩惱著該如何好好處理散亂的房間時，會想從收納整理相關主題的書籍中學習祕訣；工作無法順心如意而覺得厭煩時，或許也曾讀些自我啟發書來提振自己的精神；讀過企業家的自傳而對於他的奮鬥相當感動，憧憬著「我也想這樣過活」甚至改變了人生……

從日常小事到足以影響人生的大事都有可能，我想你應該多少都曾經體驗過書目療法的效果。

書目療法從古希臘時代就為人所知。當時圖書館的大門上還銘刻著「療癒靈魂之地」的箴言；十七世紀的醫師托馬斯・席登漢（Thomas Sydenham）曾說過「良書勝百藥」；日本的歷史上也曾有吉田松陰（譯注：日本明治維新史上的著名人物，亦為眾多日本人引以為人生楷模的思想家）認為書目療法是最先進的醫療之一而引進日本，並且加以實踐。

現在就連英國也以國家政策來制定書籍處方；而在新冠肺炎（COVID-19）疫苗接種迅速而受到矚目的以色列，也已經有師的資格證照考試。

除了日常生活中各式各樣的煩惱，書目療法的對應範圍已經持續擴大到認知障礙、憂鬱症、腰痛治療等方面。

由於新冠肺炎之禍，有許多人對生活懷抱著不安。同時也被迫好好面對自己的人生當中「到底什麼才是重要的事情」這種本質性的問題。正因為是這樣的時代，我們當下正需要書目療法。

書目療法不僅能夠穩定人們不安的心靈，也能夠在必要時帶來面對本質問題的

力量，要不要試著活用這種力量呢？

本書若能夠讓你與書目療法相遇、使它成為支撐你人生的方法，那就再好不過了。我打從心底希望書目療法能夠幫助你的人生。

寺田真理子

療癒身心的書目療法　目錄

第1章　何謂書目療法？

第2章　書目療法如何進行？

第3章 各國的書目療法

第4章 書目療法能夠做到的事

第5章　進一步了解書目療法

第7章 如何讀一本書？閱讀的方式

第8章 這種時候，讀這種書！推薦書籍指南

序章——書本拯救了我

我靠著書目療法讓自己的精神狀態從憂鬱症當中恢復。由於此經驗，我設立了日本書目療法學會[1]，持續實踐書目療法研究。以下就讓我聊聊我是怎麼遇上書目療法。

我的孩提時代是在墨西哥成長的。

也許有人會覺得「年幼時期在國外度過」或者「歸國子女」之類的很令人羨慕，但是回國以後要適應日本生活其實非常辛苦。我是在小學剛要入學前回到日本，因此完全不會日文，也無法理解大家的生活習慣。比方說，進家門要脫鞋子這件事情，在日本是常識，但我從懂事起就一直都是穿著鞋子在室內走動，因此馬上感受到「為什麼在家裡要脫鞋？」這種文化衝擊。不管任何事情對我來說都令我

1. 日本書目療法學會：設立於二〇一一年。詳細請參照網頁。http://www.bibliotherapy.jp/jpn_aboutus.html

感到無比困惑。

我也無法融入團體活動當中。在墨西哥的幼稚園裡，小孩子們有著各式各樣的眼睛顏色、頭髮顏色以及肌膚顏色，完全就是金子美玲的詩句「眾人皆不同、各者皆為佳」那樣的環境。但是在日本，大家都是黑髮黑眼，而且還會一起行動。

入學典禮的時候，看到大家聽見口號：「起立、立正、敬禮！」就一起站起來的樣子，我受到相當大的震撼，心想：「這裡是軍隊嗎？我被丟進軍隊裡了嗎？」

因為是這樣的情況，因此我無法與周遭和樂融融，在學校也就開始遭到大家欺負。有許多人把我包圍起來踹、有人躲在路邊等著追打我、還有人拿傘打我。

我拚命思考著：「應該怎麼做才不會被欺負？」最後想到的方法是——「模仿非常強悍的女孩子」。我自然是不可能知道，這是心理學當中一種叫做建模的手法。趁著三年級換班的時候我實際執行了這個方法，學校生活終於變得比較輕鬆一些。但是沒過多久，又要去國外了！一個風和日麗的春天裡，我正幫忙母親摺著剛洗好晒乾的衣服，母親卻告訴我：「這次要去哥倫比亞唷！」

「咦？又要出國？」

我在一番痛苦之後好不容易才過了點平穩的日子呀……我的人生如此虛幻

嗎……雖然是個小學生，卻已經有著像是老頭子的心態。然後我又想到一件事情。

「哥倫比亞在哪裡啊……？」

待在日本就會覺得哥倫比亞是非常遙遠的國家。能聯想到的大概就是咖啡、足球（或者毒品？）之類的東西吧！但實際上住過以後，我得告訴大家，提到哥倫比亞會想到的是游擊隊。

那兒的治安實在糟到不行。當時我居住的宿舍被鐵絲網包圍著，玄關口站著拿了長獵槍的保全人員。不能夠自由外出，如果要外出的話必須搭乘受過特殊訓練的駕駛人員開的車。

我通勤上課的日本人學校也曾經遭受游擊隊伍威脅。他們要求贖款，說若是不付錢就要殺死所有學生。學校在和游擊團體交涉的期間只能停課，重新開課以後，戒備又變得更加森嚴了。

另外我們自家也曾經被狙擊過。回家以後發現窗戶玻璃有著蜘蛛網狀的彈痕、椅子倒地、椅腳折斷、家具也散亂一地，地板上則滾落著相當大的彈殼。這天發生了鄰居被綁架的事件，當初以為我們家是被捲入才遇襲，但調查結果發現其實原本我們才是目標。

發生這件事情以後，我們就把窗戶玻璃換成防彈玻璃了。雖然情感上很想把所有房間都換成防彈玻璃，但實在太貴了辦不到。因此只將遭受狙擊的房間及特定房間換成防彈玻璃，盡可能在那幾個房間裡生活。

在那種環境當中過日子，無論如何都會感到消沉。除了無法自由外出以外，經常會感受到生命受威脅而覺得不安，窗子也由於厚重的防彈玻璃而讓外頭總是看來一片陰暗。這種時候就會想起日本。

「日本的小孩們真好哪！可以安安心心地去學校上課、安穩住在日本。」

這種心思越來越強烈。同時我也感受到不合理：「為什麼只有我得遇上這種事情呢？」

其實學校裡還有際遇更加慘烈的孩子。他在來到哥倫比亞之前就居住在戰爭中的國家，據說窗外就會發生槍戰。和那些孩子比起來，我算是幸運的了，但當時腦中實在無法想到「還有比我更慘的孩子，我應該要加油！」之類的事情。人類就是會和那些比自己運氣更好的人比較呢！我總是拿日本的孩子和自己的境遇相比較。

一直想著真希望能早點回去安全的日本。

外派到國外通常是三年左右可以回國。因此我想著那麼忍受三年應該就行了……沒想到這次要到鄰國的委內瑞拉去。

在升上國中以後就到了委內瑞拉，連續赴派海外的情況真的不多見，因此我腦中「為什麼只有我」的思考模式又變得更加強烈。

而且當時的我又是國中生的年紀，對於將來的不安也更加顯著。由於不知道何時才能回國，要是在一個不上不下的時期回去而跟不上學校授課進度該如何是好？要是我又被霸凌了該怎麼辦？煩惱實在沒完沒了。雖然委內瑞拉的治安比起哥倫比亞要好上一些，但仍然無法自由外出。就連學校方面都會在校車上進行「游擊隊對策訓練」。

我的精神狀態變得非常不穩定，甚至會在半夜驚醒哭叫，因此也開始服用精神穩定藥劑。

父母考量到我的精神問題，因此決定將我託給日本的祖父母。那時候我是國中三年級。

由於在日本就讀的是基督教學校，所以並沒有發生我擔心的霸凌問題，學校方面非常溫馨地迎接我的到來。周遭的孩子們也非常溫柔、都是好孩子。但我還是忍不住想著：「這些孩子們都是這麼溫柔的好孩子，是因為他們的成長過程非常幸運吧？」

如果他們也曾遭受游擊隊威脅，肯定性格也會變得很扭曲——我不禁如此比較。雖然感謝，內心卻也暗藏著如此陰暗的思緒。

高中選擇了有許多歸國子女的學校。我想著這樣應該能夠融入大家吧！

然而入學以後才發現，雖然都是歸國子女，但大家幾乎都是從英語圈回來的。除此之外還有法國等歐洲國家、或者新加坡等亞洲圈，滯留在拉丁美洲的只有區區幾個人而已。歸國子女較多的學校在日本已經算是相當少數，而當中我竟然還屬於更加少數的族群，那時不禁對於自己的立場感到相當震驚。

而且對於曾在英語圈生活的孩子來說，考試是相當有利的，但我在西班牙語圈待了九年，這腔調可是一點用處也沒有。

這樣一來，我的心思就從「為什麼只有我遇上這種事情」轉變為「只有我損失重大」。我感覺自己的人生逐漸往負面的方向沉沒而去。因此我想著：「對了，去東京大學吧！進了東大一定會有辦法的！」

有部漫畫作品《東大特訓班》（三田紀房著／中文版由東販出版）當中就提到：「能上東大，人生就會改變！」正因這種想法，我以為只要進了東大校門，就能夠一舉逆轉人生。因此我努力念書，在落榜後繼續努力一年才終於考上東大。

「太好啦！我的人生獲勝了！」

當初我真的是這麼想。如果是故事，那就可喜可賀了！但實際上人生可沒有這麼簡單。過了一個月以後，我變得越來越消沉。

確實我進了東大、拿到了這個學歷。話雖如此，先前我對自己人生抱持的不滿並未消失。

先前還以為「只要進了東大，一切都能順心如意」，但事情並非如此。先前明明那樣拚命念書（原本應該是在眼眶下方的黑眼圈，已經大到約莫下巴之處了。連我本人看到自己的臉都覺得恐怖！）卻仍然感受不到幸福，發現這件事情讓我更加消沉。

我想我的內心深處一定早就明白，但我卻害怕面對這個真相。還不如將視野縮小，讓它狹窄到只剩下「進了東大就會一切順利」這個目標。只要不面對本質上的問題，精神上就會比較輕鬆。就像是在追求理想中的樂園一樣。

明白一切都是自己一廂情願以後，發現拚了命考上的東大也與自己個性不合。畢竟選擇的時候根本沒有思考自己的個性以及將來想做的事情，因此這也是理所當然。甚至入學以後才發現周遭的人全都是以成為官員為目標，這件事情讓我大感震驚（大家便能明白我是多麼只想著眼前的事情吧……）。

同時我對於精神安定劑的依賴也更加強烈了，幾乎是不服用藥物就無法出門。雖然我有好好去上課、也有去語言學校等，在旁人眼裡也許我過得非常充實，但其實我沒有藥物就無法維持自我。

之後我也覺得依靠藥物實在太過可怕，因此在大學畢業後也停藥了。雖說停了藥，卻不是因為精神狀態改善而停的，因此我就在精神不穩定的狀態下進入社會開始工作。

我曾做過國際會議協調員的工作，之後則成為口譯人員。用的並不是西班牙語，而是英語。高中時代雖然我的英文不如那些自英語圈歸國的孩子們，但我很喜歡英文，因此在大學時代取得英檢一級的資格，一直都有在學習。

我經常在 IT 產業的外資公司中進行翻譯工作，卻常遇到「吃個午餐回來桌子就不見」、「整個部門突然被裁撤」等情況，可說是非常嚴苛的職場環境。「外資企業」就和「歸國子女」一樣，看似是眾人憧憬的職業，但其實當中充滿各種殺戮氣息。

雖然我與那種環境不合，但因為很喜歡口譯的工作，因此即使換了公司也還是繼續做口譯。原先我就喜歡語言，所以對我來說這個工作的魅力就是能夠一邊工作一邊磨練自己的技巧。不過最重要的還是經過我的翻譯之後，溝通就能夠成立，讓我覺得工作很有意義。

然而從某個時期起，我的翻譯工作當中增加了許多是要將人炒魷魚、或者必須告知左遷事宜。也有收購企業的翻譯工作。正因為溝通成立，因此身為翻譯的我，越是努力工作，就有越多人失去自己的工作、變得不幸。我從而開始想著，自己的工作到底算什麼呢？

口譯工作本身也變得更加嚴苛。一般若是同步口譯的情況，通常需要兩到三人一組，每十五分鐘輪替翻譯休息。但是我曾經一個人在幾乎沒有休息的情況下，連續八個小時進行同步口譯。這就像是逼一個專門跑五十公尺短跑的選手，用完全一樣的速度跑完全程馬拉松。如果遇上了這種任務，那份疲勞在之後大概一個星期都無法恢復。

之後身心自然跟不上這樣的勞累情況，有時只能辭退工作、甚至無法起身。還曾有過臉也沒洗、沒換衣服也沒洗澡就只是躺在床上一直睡下去的日子。我罹患了憂鬱症。

就算我斥責著自己說，世間上的人都非常努力工作，我怎麼如此不中用呢，卻還是無法起身。想著我是否就這樣無法回到社會上呢……？內心萬分不安。就算思索著至少該回個電子郵件吧！但是開了電腦以後就馬上感到不舒服，又再次陷入沉睡，搞得自己更沒有自信。

在這種狀態下，我伸手拿的東西是書本。

與其說是因為想看書而伸手去拿書，還不如說是心裡一直想著該做點什麼卻動彈不得，在走投無路的情況下為了尋求改變的契機而做的掙扎。

一開始我根本讀不下文字。由於腦子裡對資訊處理的能力大幅降低，就算讀了也無法理解內容。因此，**大多選擇眺望著沒有負擔的攝影集之類的書。之後慢慢開始能讀有少許文字的書，依靠著那些溫柔激勵我的話語，才逐漸開始改變生活習慣。**雖然震驚於自己與工作時相比竟然如此無用，但也努力將自己的目光轉往「雖然只有5分鐘而已，我還是有好好起來了」。

後來，我才發現以往的自己內心總抱持著**「只有我損失慘重」**的想法，**在讀了自我啟發書以及心理學等相關書籍以後，才得以從被逼到罹患憂鬱症的心理狀態中解放出來**。

我在書裡找到了活躍的企業家、長輩等等能夠做為角色模範的對象，以仿效他人的方式逐漸改變生存態度。

過往我常將抱怨及不平不滿掛在嘴邊，但我明白語言力量之大後，改變了自己使用語言的方式，同時也讓人生大有轉變。

由於我有過憂鬱症的經驗，某個意義上來說我能夠將先前的人生做個決算。因為我能夠回顧自己的人生，面對「今後應該如何生存」這種本質上的問題。

小說、散文、詩集、商務書籍、專業書籍、漫畫、宗教書等，我讀了各式各樣的書籍。於此同時我也慢慢、慢慢地**隨著書本逐漸恢復**。

之後我才發現自己所做的事情就是書目療法，因此將這段經驗整理為《一百本讓你與憂鬱世界說再見的書》（日文由 SB Creative 出版）。相關內容我也有演講過，同時得知有許多人和我一樣被書籍拯救。

雖然我想進一步了解書目療法，卻沒有相關研究團體。我想著那麼只能我自己成立了，這樣便能夠聚集同樣關心這件事情的人，於是我在二〇一一年設立了日本書目療法學會。今年正好是十週年。在這段期間，我除了研究與實踐書目療法以外，也和國內外的書目治療師多有交流。

也許大家會覺得「會選擇書籍，是因為你本來就愛閱讀吧？」其實並非如此。我在當口譯的時代幾乎沒有在看書。除了因為翻閱工作資料就非常忙碌以外，一個月也不見得有讀到一本書。話雖如此，工作閒暇之餘閱讀的江國香織散文文章之優美，還有吉行淳之介小說的世界，都在我心中留下印象，有著能讓我遠離那些被數字及效率追逐的日子，將我帶到其他世界去的感覺。**我自己也是在不明白那就是書目療法的情況下體驗到這件事情的。**

或許也會有人想：「網路可就簡單多了，而且影片的資訊量也比較大，應該比較好吧？」但實際上精神狀態非常疲憊的時候，電子媒體本身只會增加疲勞度而已。處理能力低落的時候，影片這類資訊量過多的東西反而會造成負擔。而且非常容易獲得的東西，其實也只能稍微讓心情開朗一點點。

如果**不仰仗書本的話，或許我就只能依靠抗憂鬱劑等藥物了。**而那也可能讓我的症狀惡化。

正因為書籍只會靜靜等待我動起來，以我自己的步調來主動接觸它，所以我才能夠恢復。**能夠以一種彷彿潛入他人思想及人格深淵的方式來交流的，就只有閱讀而已。**

當然，並不是所有人都喜歡書本，當今世上充斥著各式各樣娛樂，或許並不是所有人都需要閱讀。

即使如此，**當你感到痛苦或者困惑的時候，書本就能夠支持你。書本有著非常強的力量。**即使只是知道這件事情，一定也能夠讓你活得更加輕鬆。

接下來，**只要能夠懂得選擇適合自己當下情況的書籍閱讀，就能夠為自己開出具有療癒效果的書本處方。所有書本都能夠成為你的好夥伴……我想沒有比這更讓人安心的了。**

〔編輯部訊息〕

書目療法另外還有閱讀療法等稱呼，本書以在台灣較為普遍使用的「書目療法」來稱呼。另外，採用書目療法並加以實踐的精神科醫師、心理輔導醫師、圖書館員、讀書會主辦者等人，本書中則譯為「書目治療師（読書セラピスト）」

第1部

書目療法《理論篇》

古希臘人也相當重視，
「書籍的力量」實在厲害！

閱讀的
厲害效果！

協助解決問題

心理上的援助

改變行動

減輕痛苦

減少壓力

降低死亡率

閱讀能力、語彙能力、表達能力、
集中力都提高！

……等等

第1章

何謂書目療法？

「閱讀」+「治療法」所要表達的

書目療法在英文中稱為 **bibliotherapy**。

語源是來自古希臘文，biblio 是「書籍」又或「聖經」的意思。therapy 在日文當中是以片假名直接發音，意思則是「治療法」。因此 bibliotherapy 的意思就是**「使用書籍治療疾病的方法」**，在醫學領域當中使患者於治療過程中閱讀便是依此命名的。之後這個詞彙也使用在心理治療的領域當中。

另外還有閱讀心理輔導、閱讀心理學、閱讀教育、閱讀指導、圖書療法、閱讀預防法、指導性團體治療、文學療法等各式各樣的稱呼，不過一般來說還是最常稱為書目治療。

不過本書並未達到治療的等級，只是希望大家能夠以閱讀這個活動讓身心都變得更有活力，因此就稱為「書目療法」。

書目療法的定義

其實書目療法並沒有特定「就是這樣」的定義。

「透過特定方向性之閱讀，引導解決個人問題。」（Webster's New Collegiate Dictionary, 1981）

「基於彼此共享文學，使司儀與參加者之間的相互作用化為結構的技法之一。」（Berry, 1978）

「在面對有感情問題或精神疾病的人時，使用文學賞析或詩詞欣賞等的手法進行治療。書目療法一直以來使用於社會共同作業以及團體治療當中，於不同的年代裡皆有人提出其有效性。除了對住院患者及求診患者都有效以外，對於希望能以共享文學作為個人成長及自我啟發的健康人類同樣也能有所幫助。」（Barker's

Dictionary of Social Work, 1995）

「針對在人格適應上出現問題的孩童，可藉由提供適當讀物來解決，此為引導他們的適應能力正常化的指導技術之一。」（《閱讀治療》阪本一郎、室伏武編著）

如前所述，基本上有各式各樣的定義，有些以閱讀一本以上的書籍為前提、有些針對住院患者，也有針對孩童的。甚至還有「使用文學與詩」這樣限制閱讀種類的書目療法呢！

會沒有固定的定義，正是由於各種團體都會活用書目療法，並各自為其下定義。不過閱讀能夠影響身心這點是完全相同的。

而我所管理的日本讀書療法學會，則是定義的較為寬廣：**「藉由閱讀來解決問題，並希望從中得到某些療癒。」**

書目療法的歷史

或許有讀者是從本書才第一次知道「書目療法」這個詞彙，但其實書目療法的起源非常古老。古希臘底比斯[2]的圖書館可是在門上就寫著**「療癒靈魂之地」**呢！當時就已經了解閱讀的治療效果了。

書目療法出現在文獻當中是十六世紀的事情。因《巨人傳》（La vie de Gargantua et de Pantagruel，法國文藝復興時期的重要文學作品，中文版由桂冠圖書出版）而聞名的作者弗朗索瓦・拉伯雷其實也是一名醫師。他**在開給患者的處方箋上，總會添上一筆文學書名**。另外也有像拉伯雷一樣建議大家閱讀的醫師。十七世紀的醫師席登漢曾說過：**「良書勝百藥」**。

哈里發曼蘇爾所建造的開羅醫院內除了內外科的治療以外，也讓患者閱讀聖典《可蘭經》來治療他們的疾病。十九世紀時美國和英國醫院鼓勵病人閱讀聖經及宗教書籍。剛開始僅限於宗教書籍，但之後也開始提供娛樂書籍，醫院附屬圖書館[3]也變得發達起來。

2. 底比斯：古希臘的城邦（都市國家）。英文表記為Thebai。

3. 醫院附屬圖書館：針對患者提供服務的醫院內部圖書館。又叫做患者圖書室、醫院圖書室等。

戰爭也為圖書館帶來了影響。由於第一次及第二次世界大戰，陸軍醫院變得相當發達，紅十字會及救世軍等國際性組織也讓圖書館更加充實。

到了二十世紀中旬，書目療法也重新在精神治療及心理輔導等方面被認定是一種具體的技術，會受到矚目是有原因的。

首先是**佛洛伊德的自由聯想法被置換為閱讀**。所謂自由聯想法是讓患者進行自由想像，並由內容當中分析其潛意識。一般認為閱讀也有著相同的效果。以閱讀來說，雖然內容有所限制，但是受到內容的刺激，由該起點擴展自己的聯想，這點與自由聯想法是相通的。

另外也有人表示，**佛洛伊德提出的情感轉移，若以閱讀來進行的話，對於精神科醫師來說執行起來較為容易**。舉例來說，患者對於父親長年抱持著憎恨，因此導致精神上的疾病。在治療過程當中，這份對於父親的憎恨會轉移到精神科醫師身上。像這樣將對於父親的情感轉移到精神科醫師身上的例子，就是情感轉移，順利的話就能夠好好治療，但實際上精神科醫師與患者的關係並不一定會非常順利。不過若是閱讀，會將自己投影到書裡的登場人物當中，將其視作自己，情感轉移會變得非常容易，因此受到大家矚目。

另外，**讓患者閱讀也被認為可算是卡爾・羅傑斯（Carl Ransom Rogers）所提倡的案主中心療法**。以往的心理輔導通常都是對著患者表示「請你這樣做」來提出指示為主。但是案主中心療法則是尊重主體性，引導對方發揮自己的力量。閱讀原本就是自己去閱讀的主體性行為，因此也搭上了案主中心療法的順風車。由於精神醫學及心理學的快速發展，書目療法也得以抬頭。

而說到書目療法，絕對不能不提的就是梅林哲（Menninger）[4]兄弟。

哥哥卡爾・梅林哲於一九三〇年出版了《人類之心》（The Human Mind）[5]這本書。內容是關於精神性質各方面問題，由精神科醫師立場到一般人皆可閱讀，厚度有四公分。雖然說一般人皆可閱讀，但是內容頗為專門。根據卡爾・梅林哲在出版前寫給朋友的信件當中可以得知，他不認為這本書能夠大賣。但卻一反其預想，這本書成了暢銷書，賣出二十萬冊，就連一般讀者來信都收到四百多封。見到此情況，弟弟威廉・梅林哲認為**一般人可以活用本書來解析自己的煩惱**。他在研究五年以後於一九三七年發表此一論點。

4. 梅林哲兄弟：有些翻譯書籍也寫作「梅寧哲」。

5. The Human Mind：日本有出版譯本《人類之心》（草野榮三良譯／古澤平作監修），台灣目前無中譯版本。

研究的目標是「讓普通人閱讀精神醫學及心理學的通俗文獻」以及「將閱讀材料作為精神病住院患者的治療處方」這兩項，前者是分析那四百多封讀者來函。而後者則是在精神病院內實驗了五年的書目療法。

由於這份研究，梅林哲兄弟開始推廣書目療法，也有許多醫院提供書目療法作為治療方案，之後有越來越多心理輔導師、心理學者、精神科醫師、教育者以及社工人員都開始使用這個方法。

值得一提的是，原先梅林哲兄弟並不贊成針對精神疾病患者、處於不安狀態或妄想性神經衰弱、進行精神分析中的人使用書目療法的。他們認為若是輕微的神經衰弱、酒精中毒、患者家族以及需要力量指導孩童的父母等，較為適合積極使用書目療法。不過現在就連憂鬱症等重度精神疾病也會活用[6]閱讀治療。

美國心理學者班恩・麥可勒斯（Ben Michaelis）表示，「書目治療（bibliotherapy）」這個詞彙最初出現在一九一六年的《大西洋雜誌》（The Atlantic magazine）報導中，但是其表達的概念本身自古便有，只是近年來再次受到矚目。

6. 請參考本書第六二頁「Q&A對憂鬱症也有效？」與七一頁的英國讀書會情況。

麥可勒斯也表示，治療方法並不是固定推薦同樣的書籍，絕對要先理解患者是什麼樣的狀態、人生面臨什麼樣的局面。舉例來說是否為與某個人的人際關係開始的時期、或者是結束的時期，這就會有所不同；年齡層方面也會因為是年輕、中年或者高齡而有所改變。

因此他強調書目療法只是一種個別療法，並且提倡為了做出適當的搭配，必須要有書目治療師。

但是我想應該有許多人覺得雖然身邊沒有書目治療師，卻還是想嘗試看看書目療法。

因此本書為了讓大家能夠自己實踐書目療法，在第2部會告訴大家「選書的方法」等。希望大家都能輕鬆嘗試。

第2章

書目療法如何進行？

能實際執行的書目療法，並不只有一種方式

所謂閱讀，我想一般應該都是一個人默默讀著吧！

最近雖然也會有商務人士取向的讀書會等，但一般來說並不是大家一起在那兒讀書，而是讀過了以後聚集在一起，互相談論對於書籍的感想以及思考內容等。

書目療法的執行方式並不只一種。

可以一個人閱讀，也可以和心理輔導師等人搭配，使用在書目治療師及患者這種一對一關係上，也會應用在讀書會等集體治療當中。

適合進行的形式因人而異，也會因目的不同而有不同的作法。

在閱讀本書的讀者當中，想必獨自開始的人比較多吧！

閱讀的方法可以照平常來就行，有時候閱讀的種類也可能會稍微改變。

實際上的做法留待第2部說明，先明白書目療法是如何於生活當中實踐，想來應該能為你在生活中安排書目療法大有幫助。

漫畫和實用書也都ＯＫ！

書目療法大多是以文學作品為主，但所謂的文學並不一定要是什麼經典名著。可以是詩、長篇小說、短篇小說、散文、戲曲等，盡可能將範圍擴大。也不一定需要是書籍的模式，雜誌文章、歌詞、點字或者朗讀也都可以。可以是完整的作品、也可以是節錄。有時候也會活用電影或音樂，不過既然是書目療法，當然比較重視語言。

在如此情況中，日本書目療法學會**將漫畫也廣納為材料**。我自己也曾經活用過漫畫。

最重要的在於是否符合當下的自己。對於平常只看漫畫的人來說，勉強他們閱讀困難的書籍應該會讓他們感到很痛苦，反而會造成壓力，甚至可能會因此而討厭閱讀本身。如果使用表達相同內容的漫畫，這樣好讀又容易理解，那麼選擇漫畫就比較好。以漫畫來掌握內容之後，閱讀的難度也會下降。

以前曾經有人詢問我，應該推薦什麼樣的作品給只看漫畫而繭居家中的孩子。

基本上來說，少年漫畫當中有許多描繪角色努力及其成長的作品，只要看這些作品就能獲得力量。然而即使是充滿友情及勇氣的內容，也有許多描寫上相當殘酷的書籍作品。精神較為虛弱的時候很容易受到那種描寫的打擊，因此避開這類作品會比較好。

如何動手做某物等類型的實用書，也能夠活用在書目療法上。這是由於獲得知識、學習具體的技術等對於自己生活有所幫助，便會有一定療效。

舉例來說，有發育障礙的人可以藉由閱讀理解自己的特質，明白應該如何面對該特性、以及在職場上遇到困難時的應對方式，如此一來就能夠緩和生活中遇到的困難，因此可說是有相當大的效果。

若是生了病，也可以提供該疾病相關的資訊。幼童癌症專家細谷亮太醫師在一九七〇年代前往美國，發現那兒會將兒童罹患癌症之事告知本人。當時的日本一般仍然認為，不應該讓孩童知道自己身懷重大疾病，但在美國卻是理所當然的告訴患者本人。他們讓孩童閱讀關於幼童癌症相關的書籍，也讓孩子與醫師、父母親一起思考應該要如何治療。學習到這些事情的細谷醫師，將建立於告知醫療的幼童癌症治療系統引進日本聖路加國際醫院。

正如同他所做的，我們也可以提供疾病相關資訊的書籍給患者。

另外，根據本人的需求不同，要讀什麼樣的書也有所不同。

如果動了「想收拾東西」的念頭，可能是單純想讓自己有個物理上比較舒適的狀態，因此正在尋求收納技巧的方法步驟等，但有時候這麼做也許是有著更加深層的需求。精神科醫師表示，求診的患者當中有許多人會從收拾東西開始做起。想來這並不是單純的收拾東西，而是藉由此行為來檢視自己的人生吧。因此需要的應該不是純粹的方法技巧。

在《捨棄之女》（內澤旬子著）一作當中，可以觀察到丟棄物品的精神性反動便是嚴重的憂鬱狀態，此小說的內容是關於丟東西和精神之間的關係性。若想收拾東西的潛在需求其實是回顧自己的人生，那麼想來適合閱讀的就不是技巧或方法，反而該是思考書籍或者有與自己境遇相似的主角出現的小說等[7]。

7.日本書目療法學會也曾在讀書會中做過「收拾東西與書目療法」這個主題。資料與當時的講義紀錄有刊載在網頁的講座資訊欄第三十二次日本書目療法學會讀書會處，還請參考。

從減重瘦身到自我洞察

書目療法被廣泛應用在心理治療與心理輔導上。

舉例來說，就連有內外科區分的一般醫院以及小兒科當中的診療，以及復健援助、精神科中的治療[8]等都會應用書目療法。除了醫院以外，也會使用在少年監獄中用來教育不良少年；或者在兒童諮詢所、學校等處使用於教育諮詢中。

當中也包含減重瘦身時活用健康手冊等貼近日常的事物[9]，以及活用自我啟發書等作為深刻自我洞察的方法，應用非常廣泛。

療法、治療等詞彙或許會讓人覺得這有些專業，但其實這是任何人都能夠輕鬆使用的東西。要不要試著把這種技巧，作為抹消你日常懷抱的不安及煩惱的方法之一呢？

如果曾經體驗過閱讀以後心情就變輕鬆的感覺，那麼你已經是書目療法的實踐者了。下次請特別留心這種情況去執行吧！

8.精神科中使用書目療法相關事宜請參考《來到診療室的小紅帽》（大平健著）

9.日本書目療法學會也曾在讀書會中做過「減重瘦身與書目療法」這個主題。資料與當時的講義紀錄有刊載在網頁的講座資訊欄第三十一次日本書目療法學會讀書會處，請參考。

不是只有看書的「書目療法」

書目療法與認知行動療法的親和性相當高，也會活用於治療憂鬱症[10]，除此之外也會應用於腰痛治療[11]上。在書目療法之後的追蹤活動也非常容易搭配組合其他療法。

也可以將視覺資料、實物資料、聽覺資料以及藝術資料活用作為補充教材。這些輔助物品特別容易活用在兩人以上進行療法的場合當中。

10. 憂鬱症治療請參考本書第六二頁
11. 腰痛治療請參考本書第五九頁

《視覺資料》

使用與作品相關的漫畫、插圖或者照片等。

在使用「門」一詩進行的讀書會當中，我請參加者事前找出門的照片並且帶到會場，彼此分享自己挑選的照片，一邊觀看照片一邊進行讀書會流程。

我以前在學習心理輔導課程的時候，曾在「年老心理學」講座當中接到指示是要帶自己年輕時照片前往與會。有人帶了幾年前的照片、也有人帶自己幼兒時期的照片，大家一起看著彼此的照片思考年老的事情。

像這樣使用照片的話，就能帶起大家討論的話題，比較不容易對於要提出自己的事情感到不安或不好意思，而能夠輕鬆將私人的事情說出口。

《實物資料》

如果作品中有帽子、拖鞋又或石頭、貝殼之類的東西出現，就請大家帶那個東西來，一邊觀賞一邊談論。另外若是提到麵包香氣之類的東西，也可以實際放剛烤好的麵包[12]來刺激五感進行療法。

《聽覺資料》

比方說，若使用的是歌詞，那麼除了單純過目歌詞以外，當然也能夠實際聽一下音樂；也可以把音樂當成背景音樂來播放。若是精神上比較不穩定的團體，也可以使用較為特別的民族音樂，舉例來說像是日本的能樂、又或者是印度的民族音樂等，能夠引起參加者的注意。

我曾在自己的講座上使用過「藏磬」。這是藏傳佛教當中使用的法器，有著獨

12. 日本近代文學館附設的咖啡廳 Bundan 的菜單裡就有谷崎潤一郎《食蓼蟲》當中出現的吐司三明治、以及村上春樹《世界末日與冷酷異境》（中文由時報出版）中主角所吃的早餐。經歷這些體驗想必能夠更加品味作品本身。

特的聲響。在人數較多的講座當中一旦參加者開始進行討論，之後要拉回大家的注意力真的非常困難，因此讓大家聽見比較特別的聲音，參加者就會心想：「那是什麼？」而將目光放回主講者身上。

除了像這樣帶入比較奇特的聲音以外，也可以活用雨聲、海浪、風聲等自然的聲音。

《藝術資料》

在書目療法當中，也會使用蠟筆或者其他工具來畫圖。就算使用相同的工具，每個人畫出來的東西也完全不同。有的人畫起來有如抽象畫一般，也有人的筆觸彷彿孩童塗鴉，光是看著就覺得有趣，也可以從圖畫帶出話題。

或者可以利用禪。將紙張與筆墨交給參加者，請他們閉上眼睛，用毛筆直接畫出內心浮現的東西，然後請他們睜開眼睛看著那張畫，說出心中的感受。如此一來就能夠脫離日常框架，從框架的外頭思考。

這些補充資料除了作為追蹤活動以外，也能打破沉默，增加學員們彼此的互動交流。

在讀書會當中，原本只為了活絡氣氛而使用的補充資料，有時候反而會讓大家討論得比原先預想得還要熱烈，也能夠多有所獲。

這種情況下就不需要勉強依照原先的流程進行，而應該重視大家當下的反映來推演。因為對於參加者來說，能夠獲得些什麼才是最重要的。

書目療法真的有效嗎？

由我自己的經驗來說，我對於「書目療法」的效果相當有自信，而其歷史之長也證明了這一點。

即使如此，應該還是會有人懷疑其效果吧。

有許多調查為了證實書目療法的效果而在進行研究。

舉例來說，在一個針對依賴症治療的實驗當中，準備了九位心理輔導師，而第十位輔導師則是「書」。追蹤輔導活動後顧客的精神狀態變化後發現，書籍雖然可能及不上同理能力高的心理輔導師，但是**相較於同理能力偏低的心理輔導師，「書」反而能在九個月後讓顧客的症狀與情況都保持良好**。如此我們便能了解，就算是獨自閱讀，也能夠期待書本有一定的療癒效果[13]。

在日本方面，有使用書目療法治療的K等案例[14]，經過多年追蹤調查，確認效果是具有持續性的。

在「幸福閱讀（Reading Well）」的企劃[15]當中，西敏大學的研究者也調查了閱讀對於年輕人的影響，結論是廣泛選用小說、非小說、詩等年輕人容易有同感的領域書籍，活用在改善心理狀態是有效的。

《讀者雜誌》The Reader[16]也調查了讀書會對於抑鬱狀態、認知障礙、女性受刑者的影響，顯然是有效的。

除此之外我在「序言」中也提到，書目療法可以減輕壓力、促進睡眠以及延長壽命等影響。

13. 引用以「依賴症與書目療法」為主題之第九次日本書目療法學會讀書會資料。

14. K的案例：參考本書第八十頁

15. Reading Well的企劃：參考本書第七一頁

16. The Reader：參考本書第七三頁、https://www.thereader.org.uk/about-us/our-research/

雖然有這些背書，但書目療法終究是屬於個人療法，因此很難建立起完整的科學數據。不管是多麼棒的書籍，也不是任何人都會覺得感動；就算是同一位讀者，也會因為當下的心情、身體狀況或思考的問題而產生不同反應。

在《能否愛著傷口》（宮地尚子著）一書中有「Post-traumatic growth（心靈傷害後成長——人類在內心受到傷害以後獲得成長）」的相關描述。直覺上大家都能理解這件事情，並認為非常重要，因此會試圖尋找希望，然而一旦放在研究的刀口上，這個概念卻得要成為能夠測量或者評估的可能「因子」。必須要有定義、要挑選出成為指標的項目、不斷反覆測量……就連研究者本人自己都不禁脫口說出「我已經不知道自己在做什麼」了。

我想書目療法也是這樣的情況。如果要以科學數據來做背書的話，思考模式就會受到限制。

不過《閱讀良藥》（五十嵐良雄著／日本書目療法學會監修）一書當中有詳細整理閱讀的效能[17]，有興趣的人可以參考一下。

17.閱讀帶來驚人的健康效果：
1 提高IQ
2 提升感性
3 預防認知功能衰退
4 預防憂鬱
5 延長壽命
6 減少壓力
7 使人放鬆容易入眠
8 提高人生幸福度
9 成為有錢人
（引用《閱讀良藥》）

那麼接下來會回答針對「書目療法」效果，曾有人向我提出的問題。或許當中也會有你非常在意的事情。

Q&A　書目療法能改善身體疼痛的狀況？

書目療法特別容易被活用在治療腰痛。

在認知行動治療當中，認為獲得正確知識可以緩和引發慢性腰痛的心理因素，也有許多相關書籍出版，如《改變人生幸福的腰痛學校》（伊藤加代子著）等。

舉例來說，有人認為腰痛是因為椎間盤突出，然而實際上也有人雖然突出了卻完全不會疼痛，表示這件事情和腰痛並沒有絕對的因果關係。

據說沒有治腰痛醫生的國家，也沒有會腰痛的人。

像這樣只要獲得知識，就會改變看待腰痛的方式，實際上似乎也有很多讀者看書就治好了腰痛。

Q&A

閱讀對戒菸有幫助？

有許多以戒菸為目的而寫成的書籍，也被活用在書目療法當中。體裁也非常多樣化、可配合讀者層來選用，舉例來說若對方是年輕女性吸菸者，可以揭示吸菸對於肌膚的不良影響等美容資訊，盡可能努力將資訊輕鬆傳達給讀者。

除了吸菸以外，書目療法也活用在藥物依賴以及酒精依賴等各種依賴症治療當中[18]。英語圈當中甚至有以依賴症為主的詩集。"Breaking Addictions with Biblio / Poetry Therapy" 是以詩篇來對應依賴症，當中包含了酒精依賴、古柯鹼中毒、拒食症等各式各樣的詩篇，可以邊讀邊思考這些事情。

除了這些直接面對問題的方法以外，也有間接使用此療法的方式。會依賴某些事物或許是由於自尊心過低，因此書目療法可以採用以自尊心作為主題，然後在當中提及依賴症。

18.日本書目療法學會曾在讀書會中做過「依賴症與書目療法」這個主題。資料與當時的講義紀錄有刊載在網頁的講座資訊欄第九次日本書目療法學會讀書會處，請參考。

Q&A

對認知障礙（失智症）患者也有幫助嗎？

目前仍有許多偏見根深蒂固認為「一旦發生認知障礙（失智症），就會什麼事情都不知道了」，但其實症狀是因人而異的，真正的情況大多是「雖然有認知障礙，但還能做許多事情」。日本近年來也有越來越多公開表示自己有認知障礙，但從事啟發活動的當事者。

會有這樣的論點是由於澳洲的克莉絲汀・布萊登（Christine Bryden）。她在年僅四十多歲的時候便罹患了年輕型認知障礙（早發性阿茲海默症），因此站在當事者的立場告知大家：「罹患認知障礙以後是這樣的情況」，除了撰寫文章以外，也在世界各國進行演講。由於她本人展現出即使罹患認知障礙，也能有如此表現，因此成為許多人心中的典範。受到克莉絲汀著作《Who will I be when I die?》（中文版名為：親愛的，你記得我是誰嗎？／已絕版）及活動的啟發，日本也開始出現許多類似情況的當事者，還組成了當事者團體「日本認知症本人工作團體（JDWG）」，甚至影響了政府政策。

讓當事者透過閱讀書籍從而成為大家心中的典範，並且獲得希望。

在日本除了於全國各地書店推出當事者書籍特展博得好評以外，也曾舉辦聚集當事者來閱讀當事者書籍的讀書會[19]。

除此之外針對罹患認知障礙的年長者，引導其閱讀過往曾讀過的詩集、聆聽熟悉的音樂等，也能夠刺激記憶。這一般是活用作為回想法[20]。

Q&A 對憂鬱症也有效？

原先梅林哲兄弟思考書目療法適用範圍的時候，並沒有將重度精神疾病也列入。但是在英國的讀書會上則提出，**閱讀比任何抗憂鬱劑的效果還要好**，這是參加者實際感受到的體驗[21]。

另外在《心理臨床雜誌 à ·la · carte 第二十六卷第一號（No.109）》（日本星

19.日本書目療法學會曾在讀書會中做過「認知障礙之干預與書目療法」這個主題。資料與當時的講義紀錄有刊載在網頁的講座資訊欄第29次日本書目療法學會讀書會處，請參考。

20.回想法：主要對象為高齡者，基本是採取接受且有同感的態度聆聽對方的人生歷史及回憶。在日本大多會使用日式暖桌等令人感到懷念的家庭用品。

21.請參考本書第七一頁

和書店出版）當中曾介紹這樣的調查研究。

據說由日本星和書店出版的《好心情手冊Ⅰ：情緒會傷人》（大衛・柏恩著／中文版由張老師文化出版）對於改善抑鬱心情的效果十分顯著[22]。在美國的調查當中，將抑鬱狀態的人分成兩組，一組提供這本書請他們閱讀，另一組則不提供書籍，在四週後調查兩組的抑鬱狀態。調查後發現閱讀了書籍的那組有明顯改善。而沒有閱讀的群組則幾乎沒有改善。之後又請沒有閱讀的那一組閱讀，四週後再次調查，發現他們已經有明顯改善。

在美國，會於治療時提出「指定作業」建議患者閱讀書籍，藉此進行書目療法的治療者日漸普遍，近來在日本也有逐漸增加的趨勢。德州大學的桑德洛克博士等人詢問美國各地共五百名治療師，報告指出當中有百分之七十的人至少曾介紹三本書給自己的患者。而幾乎大部分都顯示有良好結果。調查這些治療者介紹的書籍，當中第一名便是《好心情手冊Ⅰ：情緒會傷人》。第二名也是大衛・柏恩的著作《好心情手冊Ⅱ：焦慮會傷人》（中文版由張老師文化出版）。

22. 除了《好心情手冊Ⅰ：情緒會傷人》以外，還有許多能幫上忙的書籍。日本書目療法學會也曾在讀書會中做過「自我幫助用書籍」這個主題。資料與當時的講義紀錄有刊載在網頁的講座資訊欄第三次日本書目療法學會讀書會處，還請參考。

這份調查研究當中提到的是抑鬱狀態，與憂鬱症還是有些不同，但我自己也是從憂鬱症當中恢復的，因此還是能夠期待這種沒有副作用的療法。

尤其是在日本，憂鬱症經常有多重藥物大量處方的問題。如果前往精神科就診，醫師會開出多種類並且相當大量的處方藥物，有許多病例在持續服藥以後變得依賴藥物[23]。也是為了避免這樣的弊害，希望大家能夠積極活用書目療法。

Q&A……書目療法能讓人克服過往創傷？

為了克服過往創傷而閱讀，能夠從閱讀當中獲得角色模特兒。

《淳：一個被害者父親的真實告白》（土師守著／中文版由新雨出版[24]）的日本文庫版解說是由光市母子殺害事件的被害者遺族本村洋先生撰寫，他提到自己在本書文庫化之前閱讀了已出版的本書而獲得力量的經驗。「我能夠將對於妻子與女兒遭到殺害的憤怒及憎恨，轉換為力量去思考以少年法為始的被害者人權等問題，正是由於讀了《淳：一個被害者父親的真實告白》這本書。」該書的作者土屋與自

23.《精神醫療之現實——由依賴處方藥重新復活的故事》（嶋田和子著）有詳細說明。

24.《淳：一個被害者父親的真實告白》：請參考本書第八三頁。

己一樣身為悲慘事件的受害者，卻在打理好自己的心情以後將力量轉往少年法修正等。本村先生透過閱讀知道這件事情、獲得角色模特兒之後改變了自己的行動。

另外，若是有心理創傷的話，也能夠獲得心理學的知識來加以應對。比方若是造成創傷的場景不斷在腦中鮮明重播的時候，就試著讓腦中閃過的影像變成黑白的、或者是褪掉的黃棕色等，藉由刻意處理腦中影像來緩和對於心靈的衝擊。這些NLP的技巧也可以經由閱讀來學習。

能夠獲得角色模特兒、又可以獲得具體知識，就這方面來說，書目療法對於心理創傷的治療應該是有效的。

但是另一方面，也有人提出閱讀可能造成標籤效應[25]。有一段時間因為小大人症候群的話題頗為風行，有許多人閱讀了相關書籍以後，出現一陣風潮：若覺得自己有任何一項是符合的，就會說「我也是小大人」。若是將那些自己幾乎也忘掉的些微小事抓出來，貼上小大人這個標籤以後，反而可能加深自己對那些事情的創傷感。

25. 標籤效應：使印象固定化

Q&A　是否會有副作用？

比起各式處方藥物、療程，書本相對便宜，也和藥物不同，並不會引發嘔吐或者頭痛等副作用，因此書目療法算是比較安全的療法。

但是針對不同的人還是有需要多注意的情況。比方說若是曾經有過被家暴經驗的人，在閱讀描寫相同場景的書籍內容時，可能因為會明確回想起過去的經驗而感到恐懼，進而引發嘔吐感而導致身體不適的情況。最好還是要掌握自己的精神狀態，知道自己需要避開什麼樣的內容會比較適當。

書目療法的極限

書目療法的適用範圍雖然廣泛，但還是有其極限。閱讀本身就有一定的極限，同時顧客和書目治療師也有各自的極限。還請找出這些極限。

首先閱讀本身的極限就在於，既然是閱讀，那麼無法閱讀的人就無法使用。眼睛看不見、視力極弱者、沒有閱讀體力的病人、無法讀寫或者有識字障礙者都屬於這類情況[26]。

另外，沒有理解力的話也非常困難，以這個理由來說，嬰幼兒和學齡前兒童應該也非常困難。當然，也可以採取點字、朗讀或者有聲書等口頭閱讀的方式，但一般來說這些是屬於應用。

而患者本人的極限則是若在身體上、精神上有所缺陷，或者個人特質上缺乏感受性，也就是精神薄弱或者重度精神疾病者。另外由於書目療法基本上仰賴自我治療，因此沒有自我控制力者會比較困難些。再來是有人指出，若有過度孤立化傾向之人，其強迫觀念可能會惡化，造成他只是以閱讀來逃避現實。

另外書目治療師本人的極限，則是醫師本人必須具備書目療法相關的專門知識以及大量而豐富的讀物知識，因此書目治療師本人也會有其個人極限。

26. 日本書目療法學會曾在讀書會中做過「思考書目療法的極限—關於讀寫障礙」這個主題。資料與當時的講義紀錄刊載在網頁的講座資訊欄—第七次日本書目療法學會讀書會處，請參考。

第3章

各國的書目療法

圖書館以書籍作為處方——美國

位於曼哈頓市中心的 NPO 小說中心（The Center for Fiction）中，書目治療師會針對前來諮詢的顧客開出每個月一冊、共十二冊書籍作為處方。書單全部都是小說，內容多為和顧客遭遇類似問題的書中主角如何突破困境，試圖藉此讓顧客將自己與主角重疊在一起。

在這兒工作了六年的書目治療師，對於顧客能夠因書籍而加深其洞察，有著相當深刻的體會。他們並不把書目療法當成一種治療，並表示這種療法並不能用在躁鬱症等重大疾病上，而是**用來幫助大家度過人生困難時期**。舉例來說，在面臨工作與人生之間的種種抉擇時，就能夠將書中出現的角色與自己重疊在一起，藉此找到推動人生的方法。

除了這類付費的書目治療師以外，紐約公共圖書館的圖書館員也能夠為民眾提供免費推薦書籍的處方服務[27]。圖書館員基於其豐富的書籍知識，可以針對比方說失落而感到不如意的民眾推薦「能夠讓讀者噗哧一笑的愉快書籍」，或者相反地推

27. 紐約公共圖書館回應來館者各式各樣需求的服務做的非常徹底。《圖書館打造未來》（菅谷明子著）一書有非常詳盡的描述。在電影「悅讀：紐約公共圖書館」（台灣上映時間為 2018 年）當中也可以看到他們的樣貌及背後的情況。

薦符合當下惡劣心情的「非常悲傷引人大哭的故事」等，依當事者的需要進行處方建議。

將自己投射於書籍之中，這件事情本身就能發揮療癒效果。

政府認可的替代性醫療——英國

英國已經開始活用書目療法作為舊有醫療的替代治療。在西約克郡克爾克利斯的家庭醫師針對憂鬱症發作、苦於壓力及不安的患者，會詢問當地閱讀諮詢師的意見。閱讀諮詢師則會面見患者，詢問對方的現況以及閱讀經歷，然後搜尋圖書館資料庫以後，製作出能夠緩和該位患者疾病的客製化書單。處方的內容正是能鼓舞對方的書籍。

負責醫師不僅會開處方藥物，同時也會開出書籍處方。這類組合服務方式從二〇〇〇年起施行，逐漸拓展到全英國。

二〇一三年六月一個名為「幸福閱讀（Reading Well）」的組織啟動了書目療

法[27]。針對苦於輕中度憂鬱症、恐慌症、過食症等精神疾病患者，由醫師配合患者的症狀從三十本指定圖書當中「處方」適當的書籍。之後患者並非前往藥局，而是去圖書館借閱自己被處方的那本書。

處方清單上的三十冊書籍都是屬於「自我啟發」類別的書籍，包含《好心情手冊》系列等書。企劃開始後的三個月內，NHS[28]指定圖書在全英國圖書館合計共借出十萬次。

書目療法被採用的原因便是具備無副作用這個優點。

這個企劃是和圖書館攜手合作，因此受到國內外圖書館高度矚目，之後幾乎全國所有圖書館都引進此服務。到了二〇二〇年二月為止已經有超過一百二十萬人使用這個服務，當中有百分之九十的人認為書單有所幫助，滿意度很高。書單也已經擴充到青少年，以及認知障礙者等。當中有許多是經由精神科醫師照會，或者從提供的手冊中得知訊息而進一步尋求處方的使用者，不過有百分之六十五的人是自己主動接洽。**大家開始認知到，協助民眾尋找處方書也是圖書館館員的工作之一。**

27.《COURRiER Japon》2014年3月當中曾發表「英國政府公認！要為憂鬱的人開出書籍處方」的報導。

28. NHS：國民保健服務（National Health Service），此指英國的國營醫療服務。

【能輕鬆參加的讀書會】

除了像這樣以書本作為處方為主的對症療法以外，深入閱讀文學作品的讀書會也非常興盛。The Reader在全國各地舉辦讀書會。形式上是大約十個人聚集在一起閱讀文學作品，並不需要事前閱讀。當天閱讀的內容會複印給所有參加者，由書目治療師朗讀。有些參加者不太擅長文字閱讀，若是被點到要朗讀的話，反而會害他們更加緊張。此類活動會盡可能避免這種情況造成的負擔，讓所有人都能夠輕鬆前往。

課題作品包含艾米莉・勃朗特的《咆哮山莊》等文學作品。在書目治療師朗讀過後，會和參加者談論內容。交換意見談論：「你認為這個場景中角色的行動如何？」等問題，如此便能夠讓參加者接觸到其他人的價值觀。同時與會者在表達自己的意見之時，別人也會加以聆聽。

在一般生活當中其實沒有太多能夠好好讓別人聆聽自己想法的機會，因此光是有人聽、尊重自己這件事情本身就是非常寶貴的療癒時間。有時也會有反對意見，不過那也是針對該文學作品，自己並不會因此遭到否定。**以文字作為媒介，讓自己待在舒適圈內發表自己的意見，同時被他人接受，如此一來也能夠提高自我肯定感。**

以往大家認為書目療法對於重度精神疾病是沒有治療效果的。但是也有人讓各式各樣精神疾病患者聚集在一起舉辦讀書會，當中也包含了憂鬱症患者。在BBC的電視節目當中，也曾拍攝到他們針對書本內容熱烈發表意見的讀書會面貌。The Reader的負責人珍・戴維斯表示，患者**每週參加讀書會後，平均六至八週左右精神狀態會有明顯改善。**

甚至有參加者藉由接觸小說或詩，感受到文字能夠將自己帶到另一個世界，就算有發作性的自殺、自傷衝動，也會因為有著想參加讀書會的動機而能夠撐下去。也有參加者是因為女兒說：**「書目療法比任何抗憂鬱劑都來得有效。」**而前往參加。想來閱讀本身、和讀書會這個場合的功效都相當大。

也有先前不曾閱讀的人，由於接觸到有力的話語而獲得解放自我的體驗。他們發現自己感受到的事情，原來能夠這樣表達。

和書籍有了更深一層的接觸以後，話語就成為自己的一部分。另外，也有人因為擁有能夠適當表現自己情緒的語彙之後，使心情變得輕鬆。

【在英國廣泛舉辦讀書會的優點】

讀書會有著集團活動才具備的優點。

事實上書目治療師大多是以集團讀書會的形式舉辦，而非一對一進行，是有其理由的。

有些人在一對一面對書目治療師時會感到難以啟齒，但若還有許多其他人在場，就能營造出比較好談話的氣氛。另外，雖然會覺得書目治療師是醫生，但其他參加者卻感覺接近是夥伴，也因此比較容易與夥伴聊起來。只要能夠好好利用這種群體動力學（group dynamics），就能夠加深主題討論。

讀書會也有著不管自己提出什麼樣的意見，別人都會接受的特質，是一種接受度比較高的氛圍。讀書會剛開始的時候雖然互相不了解彼此，但書籍就是共通的話題，在聊過這個共通話題之後就會培育出夥伴意識。

書籍本身也具備中立性。由於不是談論自己的事情、而是談論書籍內容，透過這層媒體能夠讓人相當安心地開口。在談論書籍的過程當中，也能夠磨練溝通技巧。如果在外頭的世界做這件事情，很容易打壞人際關係，但是在讀書會這個安全的環境當中，就能夠磨練溝通技巧。

透過這類團體性的對話模式也能夠更加理解自己。在所有人對談的過程當中，會發現原來有這種情緒的並非只有自己，其他人也感受到相同的事情，進而理解情緒的普遍性；也能夠得到與自己完全不同的看法、對待事物的方式等，而獲得嶄新的洞察。

過程中同時也能夠明白，自己所想的自己與其他人所想的自己，其實大不相同。有位男性一直認為：「我是不想孤立的人」，但是其他參加者卻說他「有非常強的自立心呢！」另外也曾有女性認為自己很隨和：「與其自己決定怎麼做，還不如交給其他人決定比較輕鬆」，卻被其他參加者說：「妳都不聽別人的意見呢！」自我與他人的認知竟然有如此大的差異。

看到其他參加者的反應，也可能會因為「這個人目前體會到的事情，和我現在感到困擾的事情非常相似，我來學習這個人的對應方法吧。」因此得到正向的倣效對象；相反地也可能因為「這個人打斷我說話真是討厭。常常有人跟我說你要把話聽完呀，原來就是這麼一回事啊。」也就是得到負面警惕。讀書會能夠像這樣提供自己正面及負面的學習典範。

除了讀書會以外，英國還有一個名為 The School of Life 的有趣組織，有點像是文化學校。那裡長年以來有書目治療師回答大家「這種時候應該看什麼書？」的活動，其內容也已經整理為書籍出版，且有三十個國家的翻譯版本。在日本也有出版《小說藥方——人生疑難雜症文學指南》（艾拉・柏素德、蘇珊・艾爾德金著／中文版由麥田出版）。裡面依照發音（中文依照筆畫順序）列出各式各樣的狀況並推薦適合的小說，像是「非常想喝茶的時候」、「花粉症發作的時候」、「領帶沾到蛋的時候」、「牙齒痛的時候」、「失業的時候」、「應該要做的事情就此放水流的時候」等。也有許多人是因為這本書而得知書目療法的。作者之一艾拉・柏素德似乎經常活用姆米系列的書籍來做書目療法[30]。據說這是由於作品當中有許多角色帶有抑鬱感、喪失感等投影出成人會遇到的問題，能夠引發讀者的同感。

令人憧憬的職業・書目治療師需經國家認可——以色列

書目治療師的資格在以色列是由國家發給證照。書目療法被認定是藝術療法之一而廣為人知。由於這種工作被認為需要相當成熟的心智，因此在當地，書目治療

30. 英國人民由於新冠肺炎之禍而體驗到封城，為了要度過這些時間，推薦的書籍是《姆米谷的彗星》（朵貝・楊笙著／中文版由小知堂或小麥田出版）、《姆米谷的冬天》、《姆米爸爸航海記》、《姆米谷的十一月》等。

師是頗受憧憬的職業。作為第二春職業也非常受歡迎，有些音樂家或機師等人會轉職為書目治療師。為了要成為書目治療師，必須要學習文學、心理學甚至是統計學，包含田野調查在內需要進行幾百小時的訓練。

同時書目療法也經常搭配其他療法，例如音樂療法、認知行動療法、香氛療法、舞蹈療法，甚至還有園藝療法等。這是由於民間故事當中經常出現許多植物，因此與園藝療法的親和性相當高。

包含短期住院甚至長期住院在內，醫院當中只要有精神科醫師或者其他專門醫師束手無策的時候，也會**仰賴書目療法做為最後的手段**。

針對高齡者進行的書目療法也是以讀書會的形式舉辦。由於參加者都是高齡長者，通常也會使用較為高齡作者的作品。像是以一百歲詩人聞名的柴田豐女士的詩集[31]也有被翻譯成英文版，使用在書目療法當中。

雖然是因為「年齡相近比較容易達成同感」這個理由而使用高齡作者的書籍，但也是要多加留心。有些參加者會拿自己和作者比較，認為「這個人做到了這麼多事情，但我的人生卻一無所成」而陷入消沉當中。

這種情況會使用《奇蹟男孩》（R.J. 帕拉秋著／中文版由親子天下出版）。主角

31. 柴田豐女士的詩集：《人生別氣餒》（柴田豐／中文由台灣東販出版）。

的臉上有殘缺，由於這樣的外觀而受到歧視。也有些參加者因為高齡而遭受同樣的經歷，因此比較容易身有同感。可以使用這本書作為讓大家開口聊老化一事的契機。

像這樣能讓書目療法普及，背景同時也在於以色列國家本身就相當注重閱讀。為了讓孩子從小養成閱讀習慣，他們有非常充分的政策支持。

以色列的中高收入者若是到日本觀光，據說是不會依照一般觀光客那樣走普通的行程、聽隨處都有的說明。他們會事前指定「想看某間寺廟」等，並且在學習相當多寺廟歷史等以後，詢問較為一針見血的問題。想來這樣的民族文化高度，背後也是由閱讀支撐起來的。

最初引進者為吉田松陰——日本

日本的書目療法起於吉田松陰入獄以後以一介囚犯之身勤勉向學，並且教化其他囚犯的過程。據說吉田松陰是透過漢譯書籍了解美國的監獄制度以及活用閱讀的方法。可能是因為這些影響引發他想嘗試的書目療法念頭。

日本特別積極將書目療法活用在矯正教育當中。所謂的矯正教育，指的是針對少年監獄中的不良少年進行的教育。此領域當中以大神貞男先生的研究特別有名。他除了擔任家庭法院的調查官外，也任職日本閱讀學會理事長暨書目療法研究會[32]常任理事兼事務局長。他將書目療法應用在這些少年身上，同時將資料整理為《書目療法──基礎與實際》（大神貞男著）一書，當中以一九六〇年代、七〇年代的案例為主。

32. 書目療法研究會：此團體目前已解散。

該書中提到一位青年K的案例。養他長大的祖父有精神病的病歷，同時又是有殺人前科的流氓。K的父親則是美國士兵，在他出生的時候就已經回去自己的國家。母親之後賣淫維生，但吸瓦斯自殺了。K從國小高年級時期就成了不良少年，之後犯下傷害、竊盜、強姦等罪行。

當時針對十九歲的K使用書目療法，先對他進行學力檢測以及墨跡測驗等心理試驗，之後才決定處方書籍。

首先是耶克特・馬洛的《孤女努力記》（中文版由台灣東方出版）。這個故事是說一位聰明的少女在歷經苦難之後得到幸福的故事，目的是希望這個故事能夠給予讀者角色投射。由於許多不良少年是家庭環境的問題造成，因此也能夠讓他看看一樣有著艱困家庭環境的孩子如何拓展自己的人生。

之後請K寫了《孤女努力記》的讀後感，他寫下：「我也想像這本書的主角一樣努力孝順長輩。」

之後詢問他為何會這麼想、為何先前會做那麼多壞事等，再根據談論的內容開出下一本書籍。這次的書籍是《次郎物語》（下村湖人著），主角是一位同樣在艱苦環境當中奮鬥的少年。這本書也一樣請他寫下讀後感想，並且與他談論內容。

隨後還開出了山本有三的《真實一路》、島崎藤村的《破戒》（中文版由立村文化出版）、瑪喬麗・金南・勞林斯的《鹿苑長春》（描寫孩子的成長故事，中文版由如果出版）、川端康成《伊豆的舞孃》（純愛短篇小說集，中文版由木馬文化出版），也一樣每週根據他的感想進行討論，進行了六個月。這段期間內K意外地相當認真，每次都非常熱衷進行，而在**治療過程中顯示出他的人格上有顯著改善，包括人格病態性降低，衝動性也有顯著減弱等變化。除了情緒愈來愈穩定以外，現實生活當中的適應能力也明顯好轉。**像K這樣的案例只花了六個月就能有如此顯著的成果，讓大家對於書目療法的期待更上層樓。

為了測量書目療法的效果，也歷經多年追蹤調查，確認K在那之後並沒有再次犯罪，結婚生子之後過著相當踏實的生活。

由此可知，**書目療法即使是長期來看也是效果相當大的治療方式**。

大神貞男先生透過許多案例研究，提出書目療法的效果。他以提供給K的那些書籍為主，歷經六〇年代、七〇年代持續研究書目療法。不過到了七〇年代後半，由於少年監獄的政策變更，閱讀的比重也就被迫下降。但是閱讀仍然負責矯正教育中相當大的一部分。近年來則以「閱讀指導[33]」之名繼續採用。

最近的少年監獄當中有許多發育障礙的孩子。比方說連日文基本的「AEIOU」都說不出口，開口發出的聲音是「Ta He Hu Mi Ho」之類的；分不清楚左右；因為不明白三分之一是什麼意思，因此有人拜託「窗戶打開三分之一」時也搞不懂應該怎麼做而發怒吵起架來。無法走直線、怎麼走都是Z字型。在撞到人以後，因為當事者並不明白自己的走路方式有問題，因此憤怒覺得別人「為什麼要撞

33.閱讀指導：在論文當中搜尋「閱讀指導」也能夠找到書目療法相關內容。日本書目療法學會也曾在讀書會中做過「矯正教育與書目療法」這個主題。資料與當時的講義紀錄有刊載在網頁的講座資訊欄第十一、十二次日本書目療法學會讀書會處，請參考。

我」。由於無法辨識他人臉龐、覺得看起來就像是馬賽克圖案；只認得鼻子、或者只認得大腿等……這些情況無所不有。

為了因應這種情況，少年監獄也必須對於發育障礙的有更深一層認知。當中也會活用李歐・李奧尼的《小黑魚》（中文版由上誼文化公司出版，收錄於《李歐・李奧尼智慧寓言》一書）或者《蘇和的白馬》（日文版是由大塚勇三重新編寫蒙古民間故事——馬頭琴由來）等繪本[34]。

另外，為使其了解被害者的心境，也會使用《淳：一個被害者父親的真實告白》等犯罪被害者或者遺族的筆記來作為贖罪指導。在他們撰寫感想的時候，也會提出「你認為會發生這件事情的直接原因是什麼？」、「請你思考如果你在那個事件的現場，要當下阻止事情發生，最好的方法是什麼？」等這類引導式的提問來啟發思考。

有時也會請他們畫閱讀感想圖來代替寫感想文章。像是對象由於智能障礙等理由而難以撰寫感想文章，或者對方會在感想文章上大作修飾等情況下，為了了解其內在就會使用這類手法。

34.《打從心底說抱歉——配合每個人的個性引進教育方式的少年監獄挑戰》（品川裕香著）當中有詳細描寫。

【書寫也是書目療法之一】

書目療法除了閱讀以外，寫文章或寫詩等也是書目療法的一環。我自己在撰寫《一百本讓你與憂鬱世界說再見的書》時，也體會到把自己所想的寫下來對外展現的效果。

原先是以「這種時候可以這麼做唷」的普通論點來寫，但是編輯卻告訴我那樣行不通。編輯說若不是寫自己的事情，讀者是很難有同感的，我也接受了這點，而就在以「我是」觀點開始撰寫的同時，書寫的難度卻猛然提高了許多。因為若是寫普通理論的「就是這樣」是很容易下筆，但要寫下「我是這樣」就表示要將自己暴露在大家眼前。但結果也因為寫了下來，也才能夠療癒自己。

以書寫來達成書目療法的例子，也出現在《意外的管書人生：監獄圖書館員歷險記》（阿維・史坦柏格著／中文版由臉譜出版）當中。作者自哈佛大學畢業以後成為監獄圖書館的館員，作品便是他的經歷。當中除了提到監獄圖書館的實際情況以外，也描繪出針對受刑者執行的作文班企劃。透過請囚犯撰寫文章與詩，來與他們溝通。

【少年監獄及一般監獄中有許多案例的日本】

由於書目療法適用的範圍相當廣泛，因此並不只用於特殊環境，而能夠應用在日常生活當中。不過少年監獄與一般監獄的案例特別受到矚目，想來是由於有著相當顯著的效果。

在對象少年及受刑人當中，有許多人從小甚至連一本書都沒有讀過。也有進了少年監獄才學到怎麼查字典的少年。當中也有少年在娛樂活動相當受限的環境下能夠集中心神閱讀，體會到閱讀的樂趣後，一年就讀了一百冊甚至一百五十冊書籍（當中還有案例讀了三百冊）。由於過去完全沒有閱讀經驗，藉由閱讀學習到用來表達自身情緒的語彙、或者找到了能夠學習的榜樣，因此產生極大變化。

麥爾坎·X是與馬丁·路德·金恩牧師相同為黑人權利發生而大為活躍的人物，他是在監獄服刑時期閱讀相當多書籍以後，逐漸體悟到自己應該成為黑人解放運動的活動家。

在《囚犯讀書會 The Prison Book Club》（安·沃爾姆斯利著）或者《監獄裡的讀書會 The Maximum Security Book Club: Reading Literature in a Men's Prison》（米基塔·布洛特曼著）當中都有描繪出囚犯的讀書會。這些書籍當中是記者或者教授等外界人士擔任司儀的工作，不過在《奇妙的死刑犯 The Sun Does Shine: How I Found Life, Freedom, and Justice》（安東尼・雷・辛頓 Anthony Ray Hinton 著）一書則提到囚犯們自己舉辦讀書會等讓人體會到閱讀力量的場景。

在全世界逐漸開枝散葉的書目療法

除了以上提到的部分，世界各國也都有針對書目療法的實踐與研究。韓國非常盛行舉辦讀書會，在大學講座上也有書目療法。中國則在二〇〇八年四川省大地震以後，為了照護孩子們的心靈使用了金子美鈴的翻譯詩。

日本書目療法學會也收到來自各國的訊息，得知有波蘭的研究者、在哥斯大黎加也有研究漫畫與書目療法的實踐者、研究書籍處方的澳洲人，伊朗也有針對孩童降低不安及攻擊性、提高自我肯定感探討書目療法之適用性的實踐者等。

我們在二〇一一年發起學會的時候，曾向許多精神科醫師請教，但他們卻反過來表示「希望你們能夠指點書目療法之事」。如今過了十年，書目療法在專家之間也已廣為流傳。

不過一般人對此的認知仍有不足。我打從心底希望能夠有更多人了解「書籍的力量」有多麼棒！

第4章

書目療法能夠做到的事

書目療法的 SPIRIT

若需要整理書目療法資料的書籍，有NFBPT[35]發行的訓練手冊。

主要執筆此手冊的艾琳・麥凱提・海恩斯（Arleen McCarty Hynes）在五十多歲時接連失去丈夫與孩子，體會到巨大的喪失感。雖然是為了生活而開始工作，但她的工作地點正巧是聖伊莉莎白醫院的圖書室。在那裡工作，讓她本人從喪失感當中恢復，而她也逐漸改變了圖書館的存在價值。那兒原先是個陰暗而昏幽的場所，但在她積極向民眾推薦書籍以後，逐漸成為一個聚集人群的明亮之處[36]。

艾琳是個完全不了解療法的業餘人士，但是她希望能夠活用自己在圖書室當中將閱讀作為治療方式的經驗，因此接受精神科醫師協助，開發出研習企劃。NFBPT也是她所建立的，目前是第一任負責人。

她是本篤派的基督教徒，此派系會以「聖言誦禱」的方式進行「神聖閱讀」、「靈性閱讀」。也就是用聲音將聖經的話語朗讀出來，以這種方式來與上帝對話。正是因為她具備這樣的文化背景，因此才有了靈感要將文學作品使用在療法上。

35. NFBPT：The National Federation for Biblio/Poetry Therapy，二〇一四年變更名稱為The International Federation for Biblio/Poetry Therapy、IFBPT

36. 這類描寫圖書室存在方式的小說還有《圖書館醫院》（三萩千夜著）、《失物請洽圖書館》（青山美智子著）等。

艾琳認為書目療法能夠帶來以下SPIRIT。

S　Spirituality　靈性

P　Perception　認知

I　Insight　洞察

R　Relevancy　關聯

I　Integration　統合

T　Totality　整體性

【靈性】

這並非以某個特定的宗教為標準。

當人生面對相當大的煩惱時，若是先前生存的人生次元無法解決這個問題，有可能會是某種超越自己的力量來解決問題。因此首先要了解有超越自己、更加偉大的潛能。

【認知】

「禪」重視所有細節，認為日常中的一舉一動都具備了頓悟。正如同這樣的想法，艾琳認為世界上並沒有奇蹟或者不合常理的事物，而是要想成日常生活當中的每件事情都是奇蹟。

【洞察】

舉例來說，讀詩能夠讓自己對於平常司空見慣的事物有不一樣的看待方式。看到事情嶄新的一面，也能夠讓自己有更深一層的思考。

【關聯】

書目療法要透過閱讀進行，因此會使用語言，什麼樣的話語能夠讓自己的內心有所同感？找尋這類話語能夠逐漸釐清自己的想法。

【統合】

自己的存在方式與世界的存在方式；將自己思考的事情與自己目前正在做的事

情，保持在一種順利而均衡的狀態。

【整體性】

在具備靈性、認知、洞察……等完成人格以後，除了自己以外，也能逐漸看清周遭。周圍的人現在是什麼樣的狀態、社會整體有著何等樣貌、地球整體又是什麼情況等，會將自己的關心遍及整體。

書目療法能夠做到的事

前面主要是告訴大家書目療法在改善心靈方面的效果，接下來我們就從開發能力及自我啟發觀點來看看。

書目療法能夠做到的事情，大致上可以區分為四大項：

①改善應對能力
②提升自我理解
③人際關係明確化
④加深現實認知

我們依序看下去。

①改善應對能力

閱讀能夠帶來精神性、想像性的刺激，促成變化。

舉例來說讀了一首關於風的詩。若是感到消沉便無法將目光放向周遭，很容易在腦中充滿了自己的煩惱。但是閱讀了關於風的詩以後，就會意識到外頭的世界。首先是這種比較簡單的效果。

閱讀詩篇及優美的文章來品味美麗、體驗喜悅，就能夠從先前受困於自我欲求的狀態當中得到解脫，開始進行自我統整。另外，**閱讀的時候必須要集中精神，因此也是一種提高集中力的訓練。**

若是讀書會，只要在天氣陰沉的日子，書目治療師說：「今天的天氣非常陰沉，我們來談談關於心情憂鬱的話題吧！」參加者自然就會發現：「原來這種天氣不好的日子，心情低落是很自然的呀！」另外也能夠學習到一些應對方式，比如說「我們就開個燈吧？」就能明白開燈也能夠使氣氛變得輕鬆、明亮。

雖然針對消沉的人就談論消沉的話題也是個辦法，不過也可以採取談論毫無關係的話題作為開場。

我曾在某個讀書會上讀了關於棒球的詩，當中有一位參加者正好是相當喜歡棒球的人，回想起他看比賽時感受到的歡欣喜悅。那位參加者原先相當消沉，但是因為回想起棒球活動的喜悅，因此能夠短暫想起開心的感覺。這種情況並不是要讓抑鬱完全恢復，而是為了讓人能夠至少擁有短暫的喜悅的時候，也能夠採用對方關心的主題。

也可以自己試著接近不熟悉的領域去閱讀。有以植物做為主題的詩中寫道：「如果想要養育植物，就不能過度插手。如果頻繁挖掘泥土，植物反而沒辦法長好。」有位女性在閱讀此內容以後將其置換為自己的人際關係，發現自己對待家人就是這種態度，才開始認為自己應該要更加相信家中的每個人、稍微拉開一些距離守護他們。

透過閱讀帶出情緒反應時，一一檢視包含負面情緒在內的所有反應，就能夠認同自己產生這些情緒並非脆弱，而是非常正常的事情。

有位女性在讀書會上讀了以大掃除為題材的詩，回想起自己在配偶亡逝後整理遺物的事情。她與其他參加者分享這件事情，認同痛苦乃是理所當然以後，終於能夠接受自己的情緒乃是非常正當的反應。

②提升自我理解

透過讀書來多加了解自身狀態，就能夠讓自己變得更有自信。

若是相當消沉，很可能毫無反應地龜縮在自己的舒適圈中。曾有一次我們針對眼睛不方便之人舉辦讀書會的時候，書目治療師朗誦詩篇，然後將詩中提到的鈴噹交給參加者，請他們摸一摸。有位男性聽到那聲響、觸摸到皮繩以後知道那是鈴鐺，談起了「在我還能看得見東西的時候，曾見過這個。雖然那是很久以前的事情了……」然後他唱起了聖誕鈴鐺響那首歌。他先前繭居在家又完全不與人對話，而今能發言甚至歌唱，可說是相當大的情感表現，有這樣的反應顯示出他的自我肯定感。雖然他沉浸於快樂回憶的時間極為短暫，但這也給了他相當大的療癒。

重新收集回憶能夠肯定自我。談論過去痛苦的經驗，周遭的人會表現出「這麼痛苦是理所當然的，你真的很努力呢！」而讓當事人更加正向。

另外，在讀書會中表達自己的意見，也能夠肯定自我。尤其若是有藥物依賴或酒精依賴病症的患者，據說可以藉由「我是這樣想的！」來接軌治療。

③人際關係明確化

閱讀乃是萬人共通之事，能夠使人認知情感。

我在出版了《一百本讓你與憂鬱世界說再見的書》以後，周遭有許多人才向我表明「其實我也是……」他們是憂鬱症患者。原先我以為只有自己是，沒想到竟有這麼多人，深刻感受到「原來大家都是這樣啊」。**人類會感到孤獨，是因為體驗了痛苦之事，並且認為「體會如此痛苦的就只有我而已」。但是閱讀以後就會發現登場角色有著和自己同樣的經歷、體會了相同的情緒，因此能夠明白「這種事情大家都會發生」**。即使是書中角色解決問題的方法無法套用在自己身上，**看到角色奮鬥的樣貌也能夠成為自己的助力。**

另外，閱讀也能夠培養對於他人的體貼。

如果腦中只想著自己的事情，就很容易忽略其他人是如何想自己的，或者是他們有多麼為自己費心。

有位女性因為精神疾病而長期住院。醫院方面雖然規劃了讓她回家的長期性計畫，但是她本人卻將心門關上，就算來了讀書會也不發一語。有一次讀書會上讀了貝蒂・威爾金森的作品「為何他們會？」一詩。那篇詩的開頭是「為何他們會？」而結尾則是「為何我會？」讀書會當中她並未做出任何反應，但是結束的時候她卻來到書目治療師面前，脫口說了一句：「為什麼我會這樣呢？」然後就離開了。之後她馬上自己出院回到家人的身邊去。那首詩成為契機讓她思考「為何我就這樣無法接受家人的心情呢？」並且轉而行動。想來是在她心中點燃了什麼。這是一首詩就改變行動的案例。

④加深現實認知

藉由閱讀，能夠獲得力量去面對社會上、心理上、情感上的現實。

人有時候會面臨存在或者與人生基本相關的問題。人生有時候並不公平也不公正，最後也無法逃脫痛苦或死亡，無論與他人有多麼親密，最後還是只能夠自己面對人生。自己面對生與死的問題、試著不被捲入其他小事，同時又得要老老實實意識到自己的時間活下去。無論其他人提供多少援助或者建言，最後還是只能對自己的人生負責，諸如此類的。思考這些事情的時候，閱讀能夠提供力量。

這四件事情是相關連的。加深對於現實的認知便能改善應對能力，進而提升自我理解以及對人關係也能更加明確化。

這四個項目雖然可以作為書目療法的目標，但卻無法化為實際數值。前面提到那由於「為什麼我會這樣呢？」一詩而回家的女性案例也是一樣，她在那之前是毫無反應的。若是讀書會上表現出一些反應的話，還能夠理解她之後的行動，但並非如此。相反地也有些參加者在讀書會當中表現出各式各樣的反應，但實際上行動卻完全沒有改變，因此這方面實在是難以判斷。

有某位女性參加的時候總是一臉不悅、表現出敵意，但有一次提到了為黑人設立銀行的話題時，她卻突然一口氣說出自己以前想要存錢的時候遇到多大困難的事情。之後她對於自己有興趣的話題都會積極發言，不過在那之前大概耗費了一年半的時間。因此要預測反應或者量化實在非常困難。

目標也是無邊無際，並非走到某處就是盡頭。以執行療法來說，若是想緩和非常消沉的心情，那麼可以定出一個短期目標是能和大家好好說話，但是書目療法的目標是持續性的人格成長，因此由這方面看來是沒有盡頭的。

也可以點亮目標，藉此看清自己所懷抱的問題。但是目標並非解決該問題就好，而是要將如何堅強活下去作為前進方向。

第5章

進一步了解書目療法

Q&A 有書目治療師這種證照嗎？

在以色列有國家資格認證，但其他國家的證照是由各私人機構或團體發行，有些需要長期研修才能取得，也有能夠數日之內取得資格的，還有接受線上講習的課程等，非常多樣化。

另外，日本書目療法學會並沒有特別授予證照資格。當初設立的時候雖然有考慮到培育書目治療師這點，但越是明白書目療法，便認為這需要相當的訓練，無法輕鬆辦到。

若是將其化為證照資格，那麼除了「希望能夠好好學習之後來取得證照」的人以外，一定也會有些「總之想取得一些證照」、「希望能用證照趕快賺錢」的人聚集而來。這樣一來就與書目療法的方向完全相反了。

書目療法的可運用範圍非常多元，可以是作為選書的參考、也有人想活用在寫作等創作活動上，或者引用研究論文，也有試著應用在心理輔導或者治療上、想活用在讀書會當中或者希望能夠協助憂鬱症患者走出低潮等等，相當五花八門。因此我們公開所有讀書會的資料，將重心著眼於提供大家能夠分別活用的資訊。

精神科醫師、心理輔導師、文學教師、社工、圖書館員、書店員工、讀書會主辦者等，**即使不熟悉書目療法，也有很多已經實踐的人**。為了讓大家更容易實踐，希望能夠多多活用日本讀書療法相關的資訊。

Q&A 看繪本總覺得很紓壓，繪本是否具有療癒效果？

若是已經身心俱疲的人，可能連讀文字書也覺得提不起勁。因此文字較少的繪本體裁應該能夠讓人鬆口氣。

藉由接觸色彩、接觸美麗的事物，將能夠獲得生存下去的活力。這是由於看到某些東西**覺得「好美呀！」而有所感動的時候，腦中活性化的區域就和人類進行飲食等生存不可或缺行為時是同一個區域**[37]。

繪本的內容多半是單一主題，因此也比較容易集中精神在一件事情上而不分

37. 請參考本書第一三一頁，「①美感養成」

心，想來也能夠使人不會被日常生活中的大量資訊耍得團團轉。

尤其是長大後重新閱讀兒時喜愛的繪本，也能夠再次回味當時令人感到懷念的幸福記憶，藉此得到療癒感受。

Q&A

讀一些與食物有關的文章就覺得特別輕鬆，是不是有什麼效果呢？

和風景描寫有關的內容相比，食物描寫時除了視覺以外，也能夠刺激味覺及嗅覺，想來應該也比較容易沉浸在閱讀體驗當中吧！刺激五感能夠活化腦部，對於精神也有良性影響。

另外，對於食物的記憶通常容易連結到當事者較為喜愛的體驗。若是回想起那些記憶，應該也會感到輕鬆。

Q&A

明明很忙根本沒有時間看書，卻亂買一通、堆積了好多還沒有閱讀的書，有種罪惡感……該如何是好？或者因為有很多還沒閱讀的書而覺得安心，又是為什麼呢？

如果會覺得有罪惡感，很可能是有著接近「書籍必須從頭到尾一字一句讀完」的強迫觀念之人。隨手翻閱當下在意之處其實也很好的。**書籍的存在本身就會給予刺激，我認為累積未讀的書也是讀書的一種形態。**

而且買來放著，和從圖書館借來的書不同，你終究是會閱讀的。或許是在購買以後過了好幾年，但只要配合自己的時間、在適合的時機閱讀就行了。累積未讀就像是讓書籍熟成到最佳時期一般，可以當成是在長期存放一瓶紅酒那樣，隨著時間累積愈陳愈香。

我自己累積未讀的書也經常性都有一百本以上，自從有人說「妳家好像圖書館呢！」之後，我就相當愉快地接受了累積未閱讀的存在。

若是閱讀速度較快的人，一旦沒有「庫存」就會感到不安，想來累積未讀的書籍也是讓他們安心的來源吧。

Q&A……讀太多書的壞處是？

除了眼睛疲勞以外，因為我自己平時還有寫作以及翻譯的工作，讀太多書感覺會因為經常使用語言腦而常會覺得腦部疲累。另外大概就是書籍會占據房內空間，除了書櫃以外，不知何時就連抽屜裡也被書籍侵蝕……之類的。

個人另外感受到的，大概還有與人往來的情況變糟了。書架上是孔子這種偉人、或者夏目漱石那樣能與自己共享煩惱的存在，還有不能愛上的糟糕對象、以及充滿魅力的角色等。透過閱讀能夠觸碰到作者下筆時的心境，或是當中角色人性的行為，但實際上在與人往來時，很難達到那樣深入的交流。如此一來自然很容易只顧著閱讀而疏於經營人際。話雖如此，也有因為閱讀而相遇的對象。**閱讀能夠戲劇化地改變人際關係的品質**。我想這個優點能夠大為補償其弊害。

大量閱讀表示輸入的東西也多，因此會更加想要將東西展現出來。我不確定這是否能稱為弊害，不過只當個讀者實在不過癮而成為作者的案例實在不少。

第2部

書目療法《實踐篇》

讀什麼？怎麼讀？

現在開始養成全新的閱讀習慣！

閱讀的
幸福權利

10 項條文

第 1 條　有權不讀書
第 2 條　有權跳頁閱讀
第 3 條　有權不讀完整本書
第 4 條　有權一讀再讀同一本書
第 5 條　有權想讀什麼就讀什麼
第 6 條　有權進行包法利主義式的閱讀
（容易沉浸在小說當中的症狀）
第 7 條　有權在任何場所閱讀
第 8 條　有權隨手抓本書的閱讀
第 9 條　有權大聲朗讀
第 10 條 有權默讀

引用自《Comme un roman（閱讀的十個幸福）》
（丹尼爾・貝納著／中文版由高寶出版）

第6章

讀什麼好？
選書的方式

應該怎麼選書才好？

你都是怎麼選書的呢？看書名嗎？或者看作者？看主題？裝幀、排版設計？又或是選擇暢銷書呢？也或許是有其他人推薦給你的書。一句「選書」其實有非常多不同的標準。

就算是同一本書，也會因為當下的情緒狀態或者身體狀況而有不同的接受度。那麼，應該要如何找到最適合「現在的自己」的書呢？

以下要介紹的是我自己使用的選書方法。

如果能夠為自己開出處方書籍，那麼就有方法能夠在碰上任何困難時得到跨越障礙的力量。

還請根據以下介紹的選書方式，打造出你自己的選書方法。**由自己選擇最適合當下自己的書籍，一定會給你相當大的力量。**

①被這樣的巧合嚇到了？——同步篩選選書術

選書的時候，我最依賴的就是同步篩選法（Synchronicity book selection）。所謂同步，可以解釋成一種十分巧合的吸引力法則。不知道大家有沒有過一種經驗，就是「回想起好久沒見面的朋友時，那位朋友忽然撥了電話過來」。這就是所謂的同步。

乍看之下似乎是非常詭異的事情，但其實這有心理學上的根據。

雖然我們在日常生活當中幾乎只重視「意識」的世界，但我們還具備了「潛意識」。若是將兩者合起來計算為百分之百，那麼意識的世界不過占據了百分之五至十而已。相對的，潛意識則占據我們的思緒多達百分之九十至九十五。所謂的潛意識就像**是為了協助我們尋找所需要的東西，而形成的高度搜尋引擎**一般，會**以同步的方式將必要的資訊遞交給我們**。與其仰賴意識去摸索尋找，活用更為龐大的潛意識不是比較好嗎？

所謂的同步，只要針對尋找的東西立起天線，就比較容易發生。

以前我曾經想著「我好想讀類似指導手冊的書」然後搭上了電車，沒想到眼前坐的那位女性正在讀的書，書名竟然是《心と響きあう読書案内（與心迴響的閱讀指南）》（小川洋子著／PHP Shinsho 出版）！完全就是我需要的書。這種現象是非常容易發生的。

因為**我在心中豎起了「想找到這種書」的天線**。比方說，「想找到書裡有和自己懷抱相同煩惱的主角登場的小說」、「希望能發現可以給我改善人際關係提點的散文」這類的。如果心中還沒有具體想找到什樣書籍的人，也可以想著「希望能有讓我心情輕鬆的書」也行。首先就從放縱自己的思緒開始吧！

②反映內在感受——同性質原理選書術

音樂療法當中有所謂的「同質原理」。舉例來說感到消沉的時候，與其聽非常有活力的曲子，還不如寧靜的曲子比較能慰藉心情。相反地，很有活力的時候反而傾向於聽節奏較快、明亮而非安詳的曲子。我們人類會喜歡比較能夠對應自己當下精神狀態的東西，聆聽符合心情的曲子便能療癒心情。

相同地，試圖選擇什麼樣的書籍，也能夠讓人看清自己的精神狀態。**消沉的時候容易去接觸那些色調稍暗、比較沉重的內容；若是活力十足的時候，就很容易接觸關於自我革新、提倡精神修養等較為積極的內容。另外，感到疲累的時候容易選擇文字較少的書籍、或者是漫畫等較為輕鬆的讀物。**

刻意搧動讀者使他們振作的自我啟發書等，在有活力的時候雖然會因為受到刺激而打算努力，但若在疲憊的時候讀這種內容反而會更加勞累。這種時候還是讀點能夠溫柔鼓勵人心的書會比較好。**最重要的就是攝取符合自己精神狀態的讀物。**

不過，消沉的時候讀沉重的內容雖然不錯，但如果一直這樣下去也可能會無法脫離消沉的狀態。以前我在心情極度低潮的時候一直集中閱讀關於「死亡」主題的書籍，結果造成自己的思考始終無法遠離死亡的問題。另外若是作者已經自殺，那麼思緒就更可能會被帶往那個方向。

在音樂療法當中，會先聆聽過一次寧靜的音樂以後，慢慢轉變為稍微活潑一點的曲子。相同地，以閱讀來說，也可以有意識地逐步提升內心狀態。

我推薦消沉的時候應對方法之一，就是**「一口氣看完喜歡的漫畫」**。**集中精神讀完主角逐步成長的類型作品，而且最好有一定長度。**將自己與主角重疊之後，在追隨主角成長的同時，自己也彷彿成長了一般而得以宣洩情緒，同時也會獲得主角挑戰事情的力量、提升自己的精神狀態。

這種情況我自己閱讀的是《ピアノの森》漫畫（琴之森／一色真人著／中文版由尖端出版）。故事是說主角在違法營業的色情行業店家林立之處長大，但被發掘出有鋼琴才能，最終活躍於世界舞台。當然劇情千迴百轉，基本上是慢慢步向成功路途，這點相當能夠讓我得到力量。

另外，消沉的時候**也可以選擇與當下毫無相關的書籍**。我有位認識的女性，每當精神情況不佳時，她都會閱讀家電產品的說明書之類的手冊。據說那些「接下來請打開開關。按下上方按鈕。」這類單調語句有如催眠般令她感到舒適而有獲救的感覺。

我在消沉的時候也會閱讀《古今黃金譚》（林望著）反而恢復活力。這本書的副標題是「古籍經典中的便便傳奇」，內容也正是這些。刻意閱讀與自己煩惱無關的內容，比起閱讀自己煩惱相關的內容還要能夠撫平精神狀態。小孩子們最喜歡排泄相關的話題了，想來排泄這種人類基本活動相關的內容也能夠提供活力能源。

《The Miniaturist》（娃娃屋／潔西・波頓著／中文由麥田出版）的作者由於該書在全世界熱銷造成她自己精神崩潰之際，據說閱讀的是《Matthew Shardlake

Series》系列書籍（馬修．沙德萊克系列／C.J. 尚森著）。由於故事驚險刺激，對於內容感到七上八下而忘卻自己的不安，而且這是一系列好幾本的小說，因此也明白不管遇到多麼危險的情況，主角一定會否極泰來，而能夠安心閱讀下去。**消沉的時候若是讀到壞結局的書籍，很可能會受到打擊，因此就這方面來說系列作品能讓人感到安心。**

★這部分需要多加注意！

閱讀書籍的時候，會讓作者或當中的角色駐留在自己心中。因此也可以藉由「希望自己能夠具備這些特質而選擇該本書」來改變自己。舉例來說，如果相當煩惱「自己沒有決心而總是錯失大好機會」，那麼就試著選擇當中有「主角從來不會迷惘、總是懂得把握機會」的書籍內容。又或者是覺得「討厭自己老是把注意力放在別人的缺點上」，那麼就試著選擇「主角是個擅長找出他人優點並懂得欣賞別人的人」的作品。

不過心情低落的時候這麼做，有必須特別要小心的事情。就是互相比較。人類就是很容易拿自己與其他人相比的生物，因此要避免**消沉的時候把**

焦點放在自己欠缺的部分，因而愈來愈失落，這點還請多加留心。

以前我曾經閱讀《人生論としての読書論》（作為人生論的閱讀論／森信三著）一書而感到大受挫折。作者森信三先生實在太了不起，拿自己和他相比不禁感到無比消沉。這與其說是閱讀論，更應該稱為閱讀道，是一種近乎追尋正道的內容，令人覺得「閱讀是這麼辛苦的事情嗎！」、「世界上有如此偉大之人，而我不過是……」結果愈發地消沉。精神好的時候閱讀偉人的自傳故事而受到感化是很好，但拿自己一比較就會令人感到消沉，因此最重要的就是選擇與自己頻率符合的書籍。

而在人感到消沉時，會讓自己受到鼓勵的書籍內容反而是些失敗經驗談。尤其若談論失敗經驗的是那種世間公認為成功人士者，那麼反而會因為「如此活躍的人原來也會發生這種事情啊！」而稍微感到輕鬆些。

以《どくとるマンボウ》（曼波魚大夫航海記／北杜夫著）系列聞名的精神科醫師作家北杜夫，他本身罹患嚴重的躁鬱症也廣為人知。閱讀齋藤由香小姐的《パパは楽しい躁うつ病》（爸爸有快樂躁鬱症／北杜夫、齋藤由香共著）便能理解，人在憂鬱症發作的時候真的是跟廢人沒有兩樣。書中也有他躺在床上的樣子，周遭散亂著各種東西簡直就是塞滿垃圾的房間。看到這種內容反而會覺得「偶爾也是可以這麼廢嘛」而感到安心。

③完全出於一見鍾情——裝幀選書術

想來大家有時候也會「看封面選書」，只因為受到書籍封面設計或者插圖吸引而選擇了那本書。**我認為這是非常有智慧的選書方式**。這是因為裝幀也是一種「語言」。這種語言也會傳達書本的內容，因此受到裝幀吸引的話，受到該書內容吸引的可能性也相當高。

實際上裝幀家菊地信義先生在他的著書《新・裝幀談義》（新・裝幀談義／中文版由北星出版）當中也提過這件事情。

所謂裝幀，是將應該由文字傳達的書本內容，以裝訂、紙本材質、字體、版面設計及色調或者圖像來表現。這也是一本書從視覺與觸覺上所給人的第一印象。書

的內容或許與書本裝訂材質、字體無關，但是讀者內心卻會對於那些外在裝幀及設計留下印象。裝幀設計師需要有充分的專業知識與美感，將書中內容化為版面意象傳達給每位讀者。

我強烈感受到這件事情，是在閱讀小說《白い花と鳥たちの祈り（白色花朵與鳥兒們的祈禱）》（河原千惠子著）的時候。我是因為感受到那裝幀醞釀出的樣貌吸引而開始閱讀，結果深陷書中內容的魅力。閱讀以後再次欣賞它的設計，忍不著驚訝地想著：「竟然能如此確實以裝幀表現出這本書裡的世界觀哪！」明明沒有使用書中角色或者作品中的主題，但是書中的小宇宙卻與裝幀完美疊合。

這是非常直覺的選書方式，與其花腦筋思考，不如尋找自己覺得有感覺的書應該比較容易。

④有共鳴的文字節奏——呼吸選書術

如果能夠意識到作者下筆時的呼吸節奏，就比較容易找到適合自己的書籍。文章若以自己覺得舒適的句子長度、剛剛好的段落停頓等，讀起來應該會備感輕鬆。

相反地，若是覺得「為什麼這裡要加逗點啊？」、又或者覺得「一句話太長了好難讀」那麼文章就不適合自己，並不適用於書目療法。

也可以從自己的說話方式來考量。如果平時說話急促，傾向講重點，不喜歡加油添醋的人，讀起過於隱諱迂迴、細膩鋪陳的散文或長篇，可能會和自己的習慣產生差異，而無法好好細讀；如果講話擅長鉅細靡遺、深入描述的人，讀這些散文或長篇就能夠有如自己談事情般，可以好好閱讀那類書籍；輕描淡寫敘述的文章可能讓你覺得沒什麼味道嗎？**請將書拿起來稍微翻閱一下，感受文章的節奏、句子的長度等等這些作者文章中的呼吸節奏。**

基本上來說我個人呼吸比較急促，因此喜歡句子比較短的文章。即使如此，若是像松浦壽輝先生的《人外》這類以專家技巧及計算打造出的美麗長句子，也能讓我覺得心情舒適。同樣的作家也會在不同作品中變換文體，因此若找到呼吸相合的作家，可以多接觸該作者的其他類型作品，能夠拓展喜好幅度。

⑤喜歡川端還是三島？——字面選書術

文字是如何展開的？以日文來說，當中的漢字有多少是以平假名寫出來，也是選書的重點之一。比如說，日文裡的「最」、「開心」、「仔細」這類帶有漢字的詞彙，就是完全使用展開來的平假名來書寫，而我個人就是比較喜歡這樣的文字表現，因此如果翻開書的時候字面上看起來「噢！是展開的」，我就會選擇那本書。所以我稱之為喜歡川端康成還是三島由紀夫的問題，如果喜歡三島由紀夫，那麼就是喜歡收縮的形式，也就是漢字標示比較多的類型。

雖然刻意選擇不合自己喜好的書籍也能夠拓展閱讀廣度，不過**在書目療法上還是選擇自己喜歡的書來讀比較好。**

專家意識越高的作家，越容易留心字面是否美麗、是否配合字數與行數的規格，使頁面看起來乾乾淨淨；若是有個單字一不小心跨了行，就儘量換句話說讓它不會變成兩行等，在這些地方下工夫。接觸這種美感，想來也能夠活化自己的生存力量吧！

⑥以議題串接出相關書目——地瓜串選書術

書籍是會一本串著另一本的。若是指南手冊，受到當中介紹的書吸引而去讀了以後，便能夠繼續相連到其他書籍。

閱讀書中提到的書籍或參考文獻也是這種情況。很推薦可以像從土裡拉拔出一串地瓜那樣，去閱讀書中話題的事件或人物相關的書籍。這是因為自己已經提起了興趣、相當關心這些事情，閱讀那些書籍的難度就會下降。

採取喜歡的人物或領域來連接自己的興趣，也是降低難度的方法。

舉例來說，我非常喜愛鋼琴家牛田智大先生，因此覺得想要多了解一下鋼琴。當初我最先準備閱讀的，是據說牛田先生本人也非常喜愛的《ピアノの森》（琴之森）[38]。以下就以鋼琴為範例，介紹由這部漫畫作品延伸出去的作品（以下用圖片來解釋此流程）。

首先連接到一樣都是以鋼琴調師音少年作為主角的《羊と鋼の森》（羊與鋼之森／宮下奈都著／中文版由尖端出版）。主角同樣是調音師的漫畫《ピアノのムシ》（鋼琴之蟲／荒川三喜夫著）。接著是繪本《Two Piano Tuners》（鋼琴調音器／M．B．高斯坦著）。還有小說《The Piano Shop on the Left Bank》（左岸鋼琴店／薩迪厄斯．愛德華．卡哈特著）。因為對鋼琴家有興趣，所以拿起了個性派鋼琴家瓦萊里・阿法納西耶夫的著作《ピアニストは語る》（鋼琴家的講座／瓦萊

38.《琴之森》：請參考本書第一二三頁

里・阿法納西耶夫／講談社），然後是《ピアニストの脳を科学する：超絶技巧のメカニズム》（科學分析鋼琴家腦部——絕妙技巧的機制／古屋晉一著）……大概是這樣延伸，除了小說、繪本以外，還會推展到自傳、腦科學書籍等領域。

一開始就翻閱腦科學書籍，可能會在備感困難下敬而遠之，但從漫畫開始步步提起對於鋼琴的興趣以後，也能夠興味十足地閱讀這類書籍。

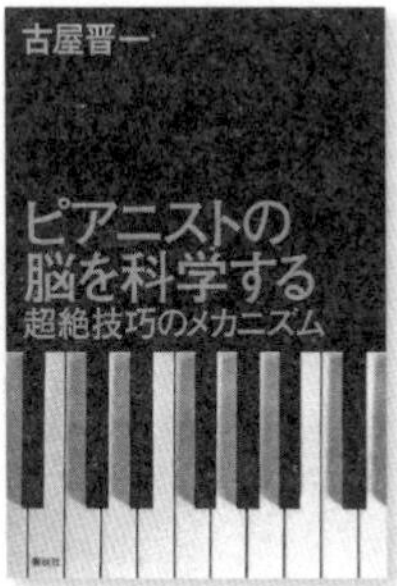

《ピアニストの脳を科学する：超絶技巧のメカニズム（科學分析鋼琴家腦部——絕妙技巧的機制）》
作者：古屋晉一
日文出版：春秋社
無中文譯本

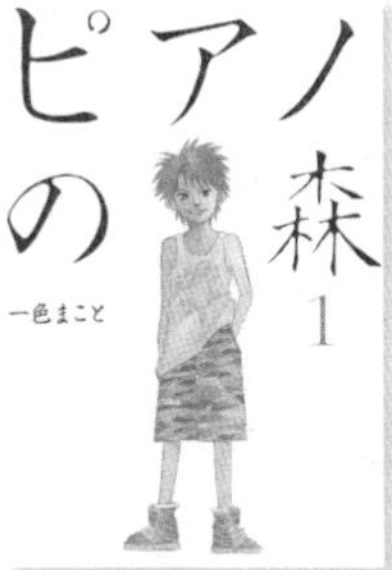

《ピアノの森（琴之森）》
作者：一色真人
日文出版：講談社
中文出版：尖端

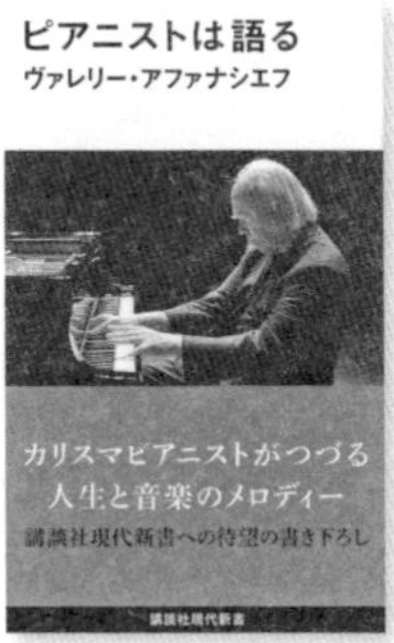

《ピアニストは語る（鋼琴家講座）》
作者：Valery Afanassiev
日文出版：講談社現代新書
無中文譯本

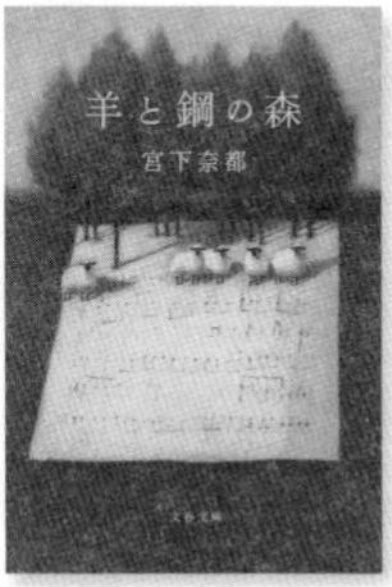

《羊と鋼の森（羊與鋼之森）》
作者：宮下奈都
日文出版：文春文庫
中文出版：尖端

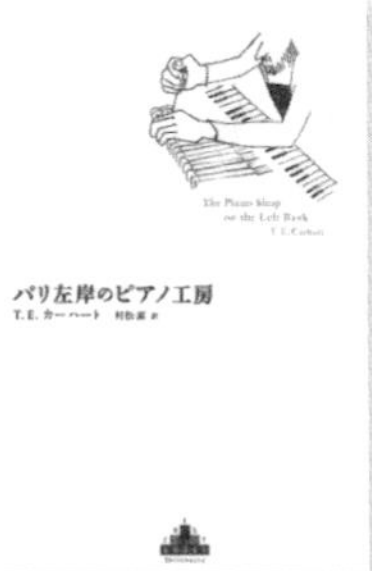

《The Piano Shop on the Left Bank（左岸鋼琴店）》
作者：Thaddeus Edward Carhart
日文譯者：村松潔
日文出版：新潮社
無中文譯本

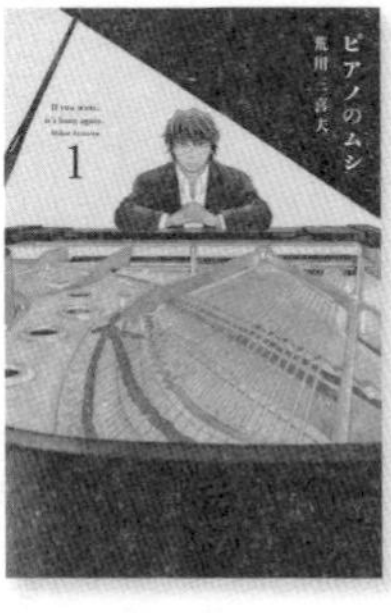

《ピアノのムシ（鋼琴之蟲）》
作者：荒川三喜夫
日文出版：芳文社
無中文譯本

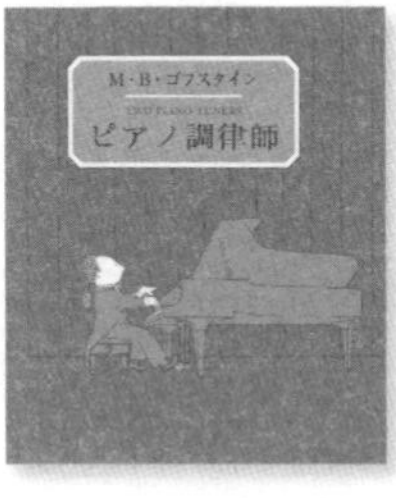

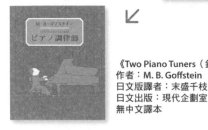

《Two Piano Tuners（鋼琴調音器）》
作者：M. B. Goffstein
日文版譯者：末盛千枝子
日文出版：現代企劃室
無中文譯本

裝幀也能夠以拔地瓜串的方式相連。舉例來說因為我讀了《Creative Dreaming》（Patricia Garfield 著／日文由白揚社出版）這本書[39]，所以又拿起了使用同一幅亨利・盧梭作品作為封面的小說《楽園のカンヴァス（畫布下的樂園）》（原田舞葉著／中文版由時報出版）。結果一頭栽進當中針對繪畫進行的解謎，又開始讀起了原田舞葉的其他作品。

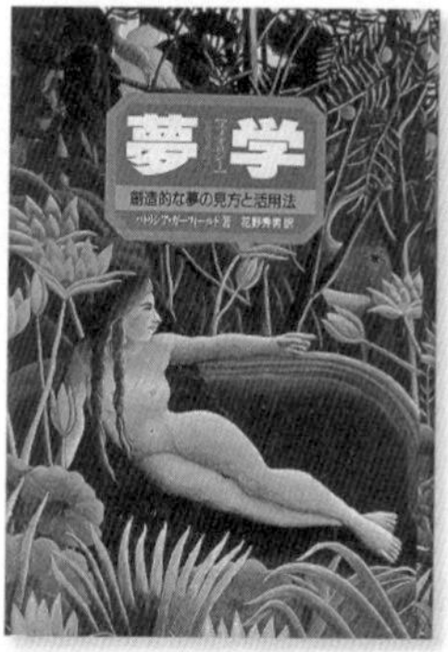

《Creative Dreaming》
作者：Patricia Garfield
日文版譯者：花野秀男
日文出版：白揚社
無中文譯本

↓

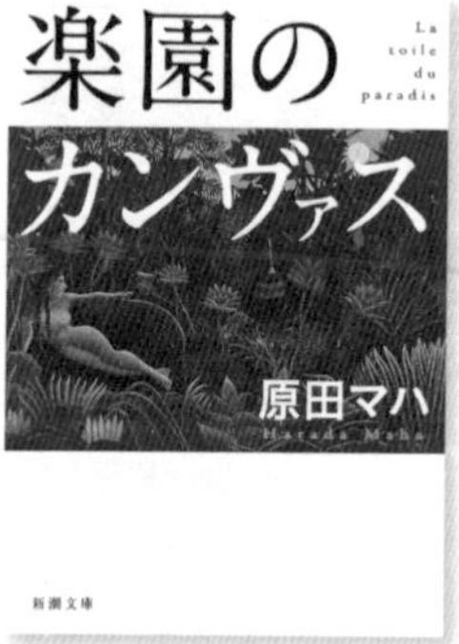

《畫布下的樂園》
作者：原田舞葉
中文出版：時報出版

39. Creative Dreaming 日文版使用的封面圖，與原文不同。

如果特別偏重某個領域的讀者，採用這種地瓜串的方式前進，應該就能輕鬆跨越領域障礙。

也建議可以選擇由同個裝幀設計或翻譯家的方向去拔地瓜。這和以作家決定相比，能夠跨越更多領域，一路看過去也能夠加大閱讀範疇[40]。

⑦無論何事皆望有前輩指導——前輩選書術

與別人一起去書店的時候常會有新發現。**會將注意力拓展到平常自己不會注意的書架區域、得到不同的觀點**。如果有很了解書籍的人、或者對於特定領域特別在行的人，還請務必與他們前往一逛。

我曾經與擔任繪本遴選師的朋友——岡田達信先生，一起前往繪本專賣店「蠟筆小屋」。

由於岡田先生幾乎完全掌握那兒的大量繪本，因此能夠告訴我「這本大概是什麼樣的繪本」。除了內容以外，也能夠明白其結構、特徵、製作者所下的功夫等，能夠更加深入了解每一冊書籍。另外，他也會告訴我「這位作家還有這類作

40.《翻訳者による海外文学ブックガイド BOOKMARK》（翻譯者的海外文學指南 BOOKMARK／金原瑞人、三邊律子編）是一本翻譯家解說自己經手作品的書籍，由這種書作為起點也不錯。

品」、「相同主題還有其他作家創作了這些作品」等等，以他所具備的「繪本脈絡」來進行分類。

如果我是自己去的，想必只能看著一字排開的繪本吧！由於和了解這方面的人一起前往，才能夠架構起一個嶄新的閱讀世界。

這樣的事情也在漫畫《草紙ブックガイド》（草子指南書／玉川重機著）當中出現過。

故事背景是一間舊書店，一次有位年輕男性來訪。他想了解西行大師的事情，因此看過了店裡關於西行的書籍，但都是他已經讀過的東西。告知店家而打算走出店門時，店長告訴他「可以給我一點時間嗎？」然後開始整理出一個西行專門的書架。以西行的著作《山家集》為起點，接下來的書籍則與他讀過的東西有不同定位的領域。因此這位顧客得以從全新的觀點了解西行。

實際上請較為清楚的人來指點一下，就能夠在羅列的書本之外走進另一個世界觀。就算身邊沒有對書籍非常詳細的人，也可以從各式各樣指南手冊[41]、報紙或者雜誌的書評專欄、各種網站與SNS等處找到指引。請試著閱讀書評文章，來尋找

41.閱讀指南：由書目療法觀點來看，除了《The Novel Cure: An A-Z of Literary Remedies》譯本（小說藥方——人生疑難雜症文學指南）以外，還有《絶望に効くブックカフェ》（對絕望有效的書本咖啡廳／河合香織著）、《副作用あります!?人生おたすけ処

是否有與自己興趣相符合的書籍。

每個人的喜好天差地遠，就算是知名書評家大為讚賞的書籍，自己覺得完全無法接受也是理所當然。如果覺得可能會喜歡，那麼就去讀對方介紹的書吧。要是喜歡，那就繼續確認該位書評家所推薦的作品。

比起一般閱讀者，專業的書評家不同之處就在於他們的閱讀量可是非常驚人的。如果一般人介紹一本書的背後就是那本書，那麼專家的背後就有一百本書。由於對方有那樣的閱讀量來支撐其選書的脈絡，因此能夠確實掌握「這本書大概是這樣的定位」。另一點不同之處，就是專家對於書籍有著非比尋常的感情。正因如此，他們能夠針對那本書挑選出最為有利的詞彙來傳達給大家。

圖書館也會設置不同主題的選書，除了在館內展示以外，也會將書單公布在圖書館的網站上。雖然充實與否因館而異，不過也有一些館方的選書特別注重在為大家解決煩惱方面，因此絕對有一覽清單的價值。如果是介紹該地區的歷史相關書籍、或者以當地作為故事背景的書籍，也會有許多人較為關心；有時則是配合社會情勢或季節等主題來選書。拿起那些平常不太會看到的書籍，或許也能夠拓展自己的興趣。

方本》（有副作用!?拯救人生處方書／三宅香帆著）、《絵本処方箋》（繪本處方箋／落合惠子著）等。拙作《一百本讓你與憂鬱世界說再見的書》則是針對憂鬱症的指南書。由於出版當時挑選書籍的標準，是讓沒有力氣尋求書籍的憂鬱症患者也能輕鬆找到的書籍，因此當中有些書現在並不容易找到。我在第二次日本書目療法學會讀書會上有增添一些之後出版的書籍資訊，資料與當時的講義紀錄有刊載在網頁的講座資訊欄，請參考。

當你接觸嶄新的世界，就能夠獲得前所未見的觀點，心情會感到開朗、也會變得比較積極而想要起身行動吧！

參加各地舉辦的讀書會也能夠加深閱讀效果，或者是與新的書籍相遇。即使是同一本書，也會因為參加者的感性分享、從書中提出不同的解釋或觀點，讓自己能夠拓展出更廣的視野。也有些作家或翻譯家舉辦的讀書會，他們會以分享自己的出版作品為主，來參加看看也是挺不錯的。通常他們會在官方網站或者 SNS 上公告，可以去看看有沒有這類資訊。

哲學咖啡館[42]也與讀書會相當類似，是經常會舉辦書籍主題的聚會。

現在也有越來越多書店會舉辦活動，邀請作者來談他的作品，甚至有些會以線上直播的方式舉辦，大家都能輕鬆參加。除了書店的官方網站或者 SNS 以外，也有一些活動公告網站可以查詢到此類訊息。

書店的書架上也會有書店店員作的選書推薦標示[43]「買了這本書的客人，建議也可以讀讀另一本」等。除了 POP 海報以外，**一邊欣賞書架上的書籍排列、同時與店員對話來尋找書籍**，也比較容易找到適合自己的書籍。

42. 哲學咖啡館：Café philosophique，1992年由法國巴黎哲學家馬克．索泰發起，邀請不同業界的人於咖啡館中進行哲學議論，所有人皆可輕鬆加入發言。此概念後來也推廣到其他歐洲國家以及美洲、日本等國，並發展為特地開設咖啡館來進行此類哲學議論。

43. 書店店員的觀點及想法可以參考《スリップの技法》（滑跳技巧／久禮亮太著）、《本を売る技術》（賣書的技術／矢部潤子著）較為詳細。

也可以活用「一萬日元選書」等書店選書服務。這個活動最初是北海道的岩田書店發起的，之後也有其他書店提供類似的服務。

配合精神狀態的「7個步驟」

基本上要閱讀什麼書籍，從前面介紹的選書術來選擇書籍是絕對沒錯的。不過我在同性質原理選書術一節當中也有提到，有時候因為自己的心情狀態，可能會覺得有些書籍難以下嚥。以我自己來說，如果憂鬱症的情況非常嚴重、或者是極端疲勞的時候，是無法閱讀大量文字的。

因此以下我會向大家介紹，從消沉狀態恢復活力的每個階段，對應當下精神狀態，應該要怎麼選擇閱讀書籍的「7個步驟」。

>>> 7個步驟

①美感養成

②「緩步」紀錄
③心理學與自我認知
④想像力投射
⑤潛在意識
⑥靈性同步
⑦佛教

我會依序介紹每個步驟，不過當中也會有些重疊的部分。比方說雖然有「③心理學與自我認知」項目，但是學習心理學以後，就會與「⑤潛在意識」及「⑥靈性同步」產生關聯，因此並不一定有著相當嚴謹的區別。

另外，這個流程也不是完全直線前進的。有時就算是覺得心情恢復了，但若又感到疲憊，還是可以回到最初的步驟。畢竟人類心靈的變化並沒有定向，因此以自然存在的方式進行就好。只要用來大概判斷自己現在是什麼樣的精神狀態即可。

那麼接下來就看看每個階段的精神狀態，以及該階段讀些什麼好吧。

①美感養成——攝影集

連活下去的力氣都沒有而疲憊萬分的時期。這種時候因為腦袋的處理能力大幅下降，就連要做洗澡、更衣、洗臉這類日常生活中的基本行為都舉步維艱。

若是過於繁忙而累積疲勞，就很容易撒手不整理自己的環境或者打理自己的身體，但其實好好將自己打點好、弄乾淨，會強烈影響精神狀態。

腦科學家茂木健一郎表示，人類在進行用餐等生存不可或缺的行為時，會活化的腦部領域，這和欣賞美麗事物時，因受到感動而對腦部產生的刺激，是相同的。大家很容易誤以為美與生存沒有直接相關，只要有閒暇的時候再享受就好，但其實是息息相關的。**若精神疲勞的時候，腦部活動會低落，這時看到美麗的事物就能夠使其活性化。**美有著龐大的力量。

當自己無比疲憊的時候，無法閱讀大量文字，因此與其選擇閱讀，欣賞攝影集比較恰當。天空的攝影集、海中生物的攝影集等，這些拍攝自然之物的照片能夠潤澤心靈。實際上若能夠走出家門、進到自然當中是最好的，但說老實話這個階段根本連走出門的力氣都沒有。**透過書籍來接觸自然、接觸美麗的事物，就能夠獲得力量。**

不過有時候也可能無法接受過多色彩。畢竟腦部處理能力低落，可能會無法應付過多因子，要是顏色太多了反而可能處理不來而讓情況更糟。這種時候可以眺望禪等較為寧靜的東西[44]讓精神穩定一些。

「美」的另一個關鍵字是「休養」。心靈和身體息息相關，若是身體感到疲憊，那麼精神狀態自然也會低落。讓身體休息也可以使得精神上比較放鬆，因此這個時期的時候可以多留心這方面。

②「緩步」紀錄——散文集、詩集、繪本等

疲憊的時候若與活力十足的自己相比較，不免因為落差而感到消沉。那件事情做不到、這件事也辦不好等，很容易因為覺得力不從心而產生失落感。

這種時候，建議大家讀一些「溫柔的書」。不是單純行文使用溫和口語的書，這也包含了文字字體較大、空白處較多，閱讀起來比較輕鬆的書籍。這個階段畢竟還無法閱讀太多文字，若是一打開書籍頁面就充斥大量文字，會馬上覺得壓力很大。因此最好選擇文字數少一點的書籍。

舉例來說，像是以「讓我們說聲謝謝」或者「擺好鞋子吧」等以細節生活習慣

44. 推薦麥可・肯納（Michael Kenna）的攝影集等。影像為黑白且構圖簡單，要素少因此不容易感到混亂。

為主的輕鬆散文。接下來則留心慢慢地增加生活當中能夠做到的瑣事。

像是有些書籍會介紹如何讓陽光射入房間、以跨頁來介紹單一項能夠改善生活的物品等，都能對於重建生活有所幫助。**收納或打掃相關的書籍，也可以一邊閱讀、一邊慢慢打理自己的生活環境，精神上也比較不會那麼疲勞**[45]。

這個時期要搭配生活改善，同時也推薦大家應該要做紀錄。無論生活的紀錄或者能夠做到哪些事情的紀錄都行。將精神狀態恢復的情況「可視化」，能夠鼓勵今後的自己。

③心理學與自我認知——自我啟發書[46]**、心理學書等**

這個時期容易胡思亂想或鑽牛角尖，因此閱讀心理學相關的書籍，能夠了解自己的思考是屬於什麼樣的情況。

以我自己來說，會出現「極端思考」的情況。如果發生討厭的事情、或者事情進展不順利，我就會有這樣的想法：「我在海外生活太久了，要在日本過活實在太困難。我沒辦法在這個國家活下去。」明明只是受了點挫折，居然想著「無法在這

45. 請參考本書第四九頁

46. 自我啟發書：當中特別是《ソース》（源頭／Mike McManus 邁克・麥克馬納斯著）一書，是我讀到畫滿紅線的書籍。在商業的世界當中，雖然會認為「決定事情應儘快」，

個國家活下去」，實在是非常跳躍式的極端思考。發現自己的想法有這種傾向，並且加以命名之後，就能夠在心中加以釐清狀況。

像是針對人際關係與工作的看待方式等，人類經常在不知不覺間有某些固定的思考模式，而且那經常也是造成當事者消沉的原因。我認為閱讀心理學相關的書籍，讓人發現這件事情的意義是非常重大的。

除了心理學的行動療法與邏輯療法、認知行動療法等相關書籍以外，會將這些要素納入的自我啟發書應該也不錯。這類自我啟發書也有各式各樣的題材，也有像是奇幻小說或者發展成商業書籍風格等，可以依照自己的喜好去尋找選擇。

自我啟發書能夠讓人發現一些身邊很難找到的指導者，相當新鮮。

如果處在職場當中，價值觀很容易在不知不覺間被改變。像是有時可能運氣不好沒能遇到好上司；在狹窄的人際關係之間也可能找不到能夠尊敬的對象等。但**若是在書中，就能夠和那些不管自己存再多錢也見不上一面的人，面對面近距離對話。而且也能夠了解對方的觀點。**「觀點」是非常重要的。這是由於閱讀經營者的著作、得到經營者的觀點以後，即使只是從業人員，也能夠與經營者平等對話。如

但這本書裡則認為「一直拖拖拉拉直到想做為止是件好事」這種與常識相反的開導非常多，令我大感震撼。當中不變的中心思想就是「重視自己」，我的思考方式也受了很大的影響。另外還有《As A Man Thinketh》（你的思想決定業力：你的靈魂深處有什麼，就吸引什麼！／詹姆斯．艾倫著／中文由柿子文化出版）也是自我啟發書當中相當知名的書籍。人類如果沒能順心如意，就會責備周遭環境，認為「環境不好所以我才會不幸」，將自己的注意力放在周遭，但這

果發現讓人心動的指導者，也可以試著打造見面的機會進行交流。這樣可以改變人際關係的品質，對於讀者來說，閱讀自己的著作，就等同是曾經花費時間與自己對談過的人，因此交流上也比較容易。

自我啟發書也有即時效用。實際將書上寫的重點付諸行動，應該就能感受到變化。不過要改變根深蒂固的想法需要花費一些時間，就算覺得還不錯，人類還是會馬上忘掉一些事情。為了讓新的思考模式滲透到自己的內在，可以反覆閱讀、又或者是閱讀其他相同種類的書籍。另外，特別想採納的方法可以抄寫、朗讀後錄音再重複聆聽，這樣做的效果也很好。

最近也有一些書籍是以回答問題的方式撰寫的工作書形式。前面已經提到在②的階段當中要讓自己的精神狀態可視化，而在這個階段能夠加深自己的思考方向。

本書會告訴你，其實重要的是調整自己的內心。文筆也優美如詩，應該很容易就能接受他的觀點。閱讀的時候自己的內心也能得到療癒，在這方面來說也是本優秀的書籍。

④想像力投射——散文、商業書籍、自傳等

請多閱讀自己「想成為這樣的人」、「非常憧憬的作者」所寫的書籍，納入對方的生存方式和思考方式。以我來說，我經常閱讀那些憑藉著自己的才能而活躍於世間的女性創業家的書，作為我自己的標竿。

年長者撰寫的散文和人生論，應該也能夠作為未來的榜樣[47]。有些作者的外表給人非常安穩的感覺，內容卻寫著讀者難以想像的驚人體驗，這種內容能夠讓讀者了解人類並非在優越的環境當中才能得到幸福，而是需要選擇以幸福的方式度過每一天。

除此之外，建議用來作為標竿、榜樣對象的還有簡單的故事[48]。也就是類似「有A和B兩個人，在相同的情況下A毫不鬆懈的努力。B則鬆懈了。結果A非常順利但B卻失敗。」這樣的故事。**正因為是單純的故事，因此容易留在自己心中**。遭遇困難的時候，就會想著：「如果是A，他會怎麼做呢？」

另外還有相反做法的閱讀方式，也就是並非將角色拿來作為模仿對象。做事非常踏實的人如果了解不踏實的情況，也會感到安心。一般來說給人感覺長年活躍於第一線的人，其實內心一直覺得自己做得並不是很好等等，明白他們意外地對於自己的評價很低，也會感到鬆口氣。

如果意志消沉，就很容易只看事物的單一方面[49]，因此看到大為活躍的人表面

47. 清川妙老師的著作，我自家的書架上幾乎能擺個書展了，大多數我都已經讀過，也常再次閱讀。

48. 像是《La Buena suerte》（GOOD LUCK：當幸運來敲門／亞歷士・羅維拉、費南多・德里亞斯迪貝斯著／中文版由圓神出版）等許多容易閱讀的書籍。

49. 請參考一一五頁「★這部分需要多加注意！」

上的樣子，就會覺得「噢，那個人運氣真好呢。相較之下我實在太慘了。」但就算是表面上看起來非常順利，只要知道其實他們也懷抱了很多煩惱，自己的思考模式也會隨之改變。

藉由樹立標竿可以逐步改善自我，了解事情不能只看表面還需要關注背後，也能夠培養想像力。一旦具備想像力，就算陷入令人消沉的狀況，也能夠想到「不是只有我這樣」。

就這方面來說，抵抗疾病的記錄等，除了能讓讀者了解「不是只有我這麼慘」，也能讓人明白所謂有限性。了解生命時間有限，就能夠明白與其一直消沉下去，還不如換個念頭想想應該把寶貴的時間用在哪裡。

⑤潛在意識——自我啟發書、商業書籍、小說、詩集

在潛意識相關的書籍當中，通常都會寫著「潛意識無法認知主詞」。也就是說，潛意識無法區別他人與自我，如果說別人的壞話，那麼對於潛意識來說，就跟自己被人說壞話是相同的。學習到這些事情就能夠明白語言的力量，在使用上也會有所改變。開始變得不再抱怨其他人，而是選擇認可對方、思考是否能夠回以任何

正向的話語。換句話說，能夠實際體會到環境與人際關係的改變。

另外也很推薦大家活用運動選手經常為了肯定自我[50]而不斷說給自己聽的那種言語力量。

寫出這類話語的自我啟發書相當多。也有一些會收集各種肯定自我的話語。除此之外，散文、小說、漫畫，只要是讀了以後覺得「這不錯呢」的地方，就可以反覆思考「我希望自己也能夠擁有這種思考模式」，讓這樣的想法滲透到自己內心。

如果打造出能支持自己的話語，當心情受挫、覺得撐不下去的時候，也能夠靠這些繼續下去。市面上有非常多收集各種名言金句的書籍，可以找出自己喜歡的，重複閱讀便能得到力量。

詩集[51]也會充盈強烈話語力量，使讀者得到鼓舞。詩有著嚴格挑選的詞彙，具備強悍與美麗，接觸這些東西能夠活化身心。

⑥靈性同步——精神類書籍

提到靈性可能會讓人覺得真是老掉牙。雖說那些過於傾心於靈性，還拿它當藉

50. 肯定自我：通常也被翻譯成自我暗示、自我說服等。

51. 詩集：坂村真民或者茨木紀子的詩能夠受到強烈精神性的感化。

口而不遵守時間或約定的人，我也是不會與他們有所往來，不過我認為那種**以腳踏實地日常生活中的靈性為主題的書籍、或者告訴讀者如何珍惜那些與眼所不能見的世界之間的聯繫，這類書籍是相當有用**的。

由於我在外資公司工作了很長一段時間，因此非常重視效率以及數字。但如果待在完全傾向該方面的公司，就很容易感到胃痛焦慮。現在回想那其實是自己身體發出的警訊，然而我卻無視訊息，認為胃痛是理所當然。畢竟這就是工作、我也不是個孩子了，因此覺得不能夠在意那種事情。

就算是直覺想到「這樣應該不錯吧！」也會因為思考著「無法化為業績數字」、「這樣一來費用與效果的性價比如何呢？」而否定了自己。但是閱讀性靈類書本[52]以後，明白**不需要否定直覺或者忽視身體發出的訊息**，我才開始重視它們。對於精神的認知有所改變以後，就更容易發生所謂同步的偶然一致性。

在生活當中運用冥想作為性靈要素，也能夠幫助自己調理心情。在覺察變得熱門以後，選擇冥想的人也增加了，與從前相比，現在要進入冥想的阻力應該也變得比較薄弱。

52. 靈性類書籍：以靈性觀點告知「會生病是因為身體發出這種訊息」等希望你在日常生活中發現的事情，可以認真閱讀《Listen to your body》（Lise Bourbeau著）並加以參考。

裝滿香草或水晶能量的靈性彩油瓶這類靈性物品，也能夠給予人由閉塞狀態脫離的契機，可以活用這類物品。

⑦佛教——宗教、哲學書籍

提到「佛教」可能會有很多人覺得「到頭來還是尋求宗教嗎？」，但對我來說佛教並非一個宗教，而是一種哲學。先前的步驟一路走來那些自我啟發以及性靈之事，都可以化為因果法則、身口意、他力等佛教思考方式的體系，這樣說大家應該會比較容易理解吧？

佛教思想中有所謂的「網目」。就算想從網子上取出單一個網目，那個網目的邊緣也是隔壁網目的邊緣，因此無法取出單一的網目。人類也是這樣以緣相連而存在。這讓我們明白，就算覺得自己獨自而活，實際上還是有許多緣在支撐著。

松原泰道老師打造了一個全新詞彙叫做「逆緣福」。負面的事情和逆境都是指定收件人的快遞，因此不管有多討厭都無法拒絕收下。雖然不能拒絕收下，但是可以將它轉變為正向的禮物送給別人。比方說戰勝疾病的生存方式可以給予他人勇氣，而這點也能帶給當事者生存意義。

消沉的時候很容易想著「為什麼只有我遇到這種事情？」但明白了逆緣福的精神以後，應該就會想著自己受苦受難也是有其意義的吧。**與其將焦點完全放在自己的痛苦與不幸等這些自己的事情上，還不如將目光轉往他人，精神狀態也會有極大變化**。佛教的書籍[53]正是敦促讀者進行這樣的轉換。

以上我告知了大家7個步驟。搭配選書方式進行參考，應該就能找到最適合當下自己的一本書。要如何讀下去，還請參考「第7章 如何讀一本書？閱讀的方式」。另外針對不同境遇下推薦的書籍，在「第8章 這種時候，讀這種書！推薦書籍指南」當中介紹。

給不擅閱讀的人

有許多人就算想要閱讀，也下意識對於閱讀這件事情感到棘手。每個人都有自己擅長和不擅長的事情，並不需要勉強自己去閱讀，但若是明明有閱讀的意願，就

53.佛教書籍：松原泰道老師的《百歳で説く「般若心経」》（一百歲講「般若心經」）、《楽しく生きる仏教》（樂活佛教）我都相當喜愛，另外也經常閱讀《他力》等會提到佛教思考的五木寛之散文作品。經書典籍這類通常都是在教祖過世以後由弟子撰寫的，不過據說《法句經》幾乎是完全保留了釋迦牟尼自己述說的話語。就像詩篇一樣相當令人玩味，短短的文章當中也能讓人有許多發現。

不希望由於不擅長而受到阻礙。因此請先思考一下，為什麼會覺得棘手呢？

有些人可能沒有自覺，但其實自己可能有些閱讀障礙。如果會覺得文字扭曲、或者難以理解等症狀，那麼就可能具備某種程度的閱讀障礙。但就算是有閱讀障礙，也可以活用電子書、閱讀器等，將文字改變成容易閱讀的大小或字型等，享受閱讀樂趣。

應該也有一些人是因為小時候被逼著寫閱讀心得，造成自己將閱讀與麻煩劃上等號的經驗。如果閱讀的是沒有興趣的書籍，又一定要針對它寫篇作文出來，那麼記憶中會認為這件事情非常痛苦也是理所當然。看清楚不擅長閱讀的理由從何而來之後，還請想想，現在只要閱讀自己喜歡的東西就好，而且也不需要再整理什麼感想了。

重新介紹第二部開頭列出來的丹尼爾・貝納所著《Comme un roman》（閱讀的十個幸福）。只要明白這些透過閱讀帶來的幸福感，應該就能夠更自由的享受閱讀樂趣。

第1條 有權不讀書

第2條 有權跳頁閱讀
第3條 有權不讀完整本書
第4條 有權一讀再讀同一本書
第5條 有權想讀什麼就讀什麼
第6條 有權進行包法利主義式的閱讀（容易沉浸在小說當中的症狀）
第7條 有權在任何場所閱讀
第8條 有權隨手抓本書的閱讀
第9條 有權大聲朗讀
第10條 有權默讀

也可能有人苦於視力衰退而無法好好閱讀。我想本書的讀者應該有不少長輩或者祖父母，由於戴了老花眼鏡也還是難以閱讀，結果不得不放棄長年的閱讀興趣。這種情況還請活用大字書籍。這類書籍會刻意把文字放大，而且作品範疇包含古典到現代小說、散文、話題性作品等。前往圖書館也可以找到大字本專區。也有很多案例的讀者靠著大字本重新體會閱讀的樂趣。

最近有聲書的出版量也增加了不少。這些是由專業配音員或者廣播員朗讀，能夠以耳朵聆聽享受。一開始先用耳朵聽過、再去讀那本書，應該也能夠降低閱讀的難度吧？（順帶一提，曾有眼睛不方便的人告訴我，對他來說點字比有聲書更能掌控自己的閱讀進度。）相同的道理，有翻拍成電影的作品也可以看過電影之後再來閱讀。在腦中留下印象的場景，當初是怎麼以文章來表現的呢？一邊思考這些事情也挺有趣。

當然可能也有人覺得一定得把書讀完而認為相當棘手。但是正如閱讀的十個幸福當中所述，還請了解，不整本讀完也沒什麼關係的。

有些書籍會想要好好閱讀、有些書籍只想隨意翻翻，這並沒有什麼問題。也可以選擇短篇集等，只要幾分鐘就能夠閱讀的書籍開始。過於忙碌只能利用短暫時間、或者精神上感到疲憊無法閱讀長篇的話，終究也會有讀完的一天，如此也能夠有成就感。星新一的作品相當有名不在話下，近年來短篇小說本身也相當受到歡迎，因此有許多年輕作家的作品。

國外的作品中也有自敘利亞流亡的國民作家拉菲克．沙米的著作《Die Farbe

der Worte（言語的色彩與魔法）》，每個故事都有附插圖，就像是畫集一樣。這本書彷彿天方夜譚般，是屬於充滿異國風情的作品，大家可作為想偶爾逃避現實時的安全出口。

比方說對於工作上的人際關係感到疲憊的時候，閱讀以公司作為背景的書籍，很可能馬上感受到壓力。但若是遙遠天邊的世界，閱讀的時候就不會覺得受到威脅而能好好享受。

另外還有比短篇更短的極短篇。比方說將川端康成的《掌の小說》（掌中小說／中譯本由木馬出版）這種文豪的作品閱讀完畢，應該也能夠消滅閱讀的棘手感。心理相關的散文也大多是翻開來的兩頁為一個項目，非常容易閱讀，而且內容都是談論一些能讓心靈更有活力的事情，因此疲憊的時候比較容易受到激勵。

詩集除了閱讀容易以外，話語的力量也相當強悍，因此接觸那些話語本身就能夠提供力量。

和別人一起閱讀時如何選書？

先前談論的都是自己閱讀的時候選擇書籍的方式，不過我想或許也有人想要嘗試一對一閱讀會形式的書目療法吧？這種情況下在主題與文體（文章規格）方面就有些必須留心的事情。

【關於主題】

〔普遍性主題〕

要與對方一同談論並同時深入該作品，就必須是彼此共通的項目。比方說若是只有特殊情況的人才能理解的作品，就無法討論了。

〔強而有力的主題〕

要判斷什麼樣的主題才叫做「強而有力」，確實是個難處，不過這裡我指的是對於自己來說能夠感受到真實、有意義等，能夠觸動心房的內容。

〔簡單易懂的主題〕

這並非單純指藝術價值方面。就算在藝術上是相當優秀的作品，讀者還是有可能無法感同身受。比方說以外國為故事背景、又是特定時代的故事，少了相似的背景就難以理解；又或者是過於冷門的主題，也可能無法對書本產生共鳴。有時候詩的表現手法也可能過於隱喻而難以理解。因此必須思考是什麼樣的人要來讀。如果沒有配合對方的水準，就沒辦法讓對方理解作品了。

〔正向的主題〕

如果採用負面主題，很可能讓對方所懷抱的不安浮上到表面。

不過雖然避開負面主題本身，卻不能避開認知負面情緒這件事情本身。明白自己心中有著負面情緒是非常重要的。但是針對該認知，不能只提出消極的解決方法就結束一切。如果能夠認知負面事物，就要提出能夠讓讀者思考如何去面對的題材。

不過雖然說要正向，但也不可以對於所有事情都正向應對，將過度的樂觀主義強加在對方身上。

此外，還要加上兩個主題。

一個是「曖昧不明」。因為某個程度的曖昧反而能夠引發對方的關注。

比方說我以前遇過這樣的事情。在一次讀書會當中，大家討論「洗墓碑ふ『説譊乃方便』祖母の言」這個俳句，某位參加者認為這句的意思是：「去祖母的墓前，一邊掃墓時想起祖母常說『說謊是為了方便』而覺得十分懷念的回憶。」但我卻覺得，這是與祖母一起去掃墓的場景。我的解釋是，俳句作者和祖母一起清掃著祖先的墓碑，祖母說：「嫁過來發生了許多事情，不過『說謊是為了方便』呀。」然後一邊繼續掃墓。由於解釋分歧而使大家熱烈討論起來。也就是因為有這樣的曖昧情況，反而讓參加者大有反應。另外，了解有與自己不同的反應，也能成為一種學習。

另一點是「幽默」。書目療法經常會選用一些嚴肅的主題，但也不能就完全嚴肅以對，還是可以用比較輕鬆的方式提出內容。另外也可以用較為幽默的導入來作為破冰，然後再讀其他部分。但有些人不喜歡過度諷刺，因此要避免這種類型的內容。

【關於寫作風格（文章的結構）】

〔韻律〕

若是在選擇朗讀的情況下，節奏特別重要。也就是挑選能夠牽引人心的節奏。這不僅限於詩篇，文章也有其節奏。較容易感到消沉的人，也可以採用舒適的節奏去影響他。

〔意象〕

意象有比較偏印象式的陳述也有具體的，可以評估要給予對方什麼樣的概念。繪本《Living with a Black Dog》（擁抱黑狗／馬修・約翰史東著／中譯本由橡樹林出版）的故事是某天有隻黑狗進入自己的人生，而自己的生活也逐日遭到那隻狗侵蝕。夫妻睡覺的時候那隻狗在中間，明明想睡覺但黑狗爬到自己身上害自己睡不著。黑狗的存在感越來越龐大，真不知如何是好……作者以這種方式來表現憂鬱症。這是實際上歷經憂鬱症的作者的創作，因此相當容易就能讓大家理解。對於自己無法有這樣認知的人，也可以使用這種作品讓他們能夠客觀看待自己。另外，要讓大家理解憂鬱症也是頗為困難的事情，如果能以黑狗作為一個形象來讓周遭的人了解，也相當有幫助。

〔用字遣詞〕

特別在於對象是小孩子的時候，若是結構上過於複雜的行文，對他們來說應該難以理解。另外若是對方有學習上的問題，用字太艱深使他們無法理解，也會加重他們的挫折感。進行書目療法應該是讓對象更有自信，這樣可能造成反效果。因此選擇對方能夠理解的詞彙、用字遣詞是相當重要的。

〔閱讀題材範疇與情境〕

由於書目療法通常會使用長度適當的文章、比喻有趣能引發討論的內容，因此經常使用詩篇。若使用的是歌詞，就會播放該歌詞搭配的音樂。這種時候也要特別注意是什麼種類的音樂。明明是非常認真的歌詞，但音樂屬於重金屬結果聽不清楚歌詞，這樣就不能傳達歌詞內容了。

若是奇幻小說，那麼主要想突顯當中哪些重要事情？比方說主角面對什麼樣的問題？在閱讀的時候是否能夠思考，若是自己遇到這種情況會如何度過難關？亦或是能否將感情轉移到書中角色身上呢？

以上提出的各種選擇標準，某方面來說都是比較主觀的項目。就算有些人認為「這篇文章的節奏感很好」，也還是會有其他人覺得「不，這篇不適合……」而有不同判斷。

實際上若是讓多名書目治療師針對某本書給予評價，答案也都不一樣。有位書目治療師還表示「這篇我是絕對不會用的」。這是由於那位書目治療師對於死後的世界有著堅強的信念，而該詩篇的內容完全不符合其信念。若是不符合自己的價值觀，我覺得就不要用。最好還是使用那些自己覺得舒服的、切身的內容比較好。

【抱有體貼之心】

為他人選書的時候，除了主題或者規格以外，還有一件非常重要的事情。那就是抱有「體貼」之心，具體上來說就是「同理」、「敬意」及「誠實」。

〔同理〕

同理的定義是：「不需要自己經歷過其他人的感情或思考，便能夠以其知識或者想像力去理解的能力」。這同時也表示要正確認知對方的反應等，以及讓對方明白自己有同感。

所謂正確的認知，並非用推測的而是有憑有據的東西。不使用「這個人應該是這樣認為的吧！」這種自我感受或者臆測去判斷，而是能夠好好說明為何自己會這樣認為、具備相當肯定的根據。

另一方面除了言語的訊息以外，也必須懂得讀取非語言的沉默訊息。比方說要注意到對方臉紅了、皺眉、音調高低起伏、受到打擊的樣子、姿勢、目光等，還有身體改變姿勢的方式、惡作劇書寫畫畫、玩弄自己的頭髮等都需要多加注意。

這種時候最希望大家注意到的一點就是，同理和同情並不一樣。同情是一種相較於對方，自己立於優勢才會產生的情緒。因此對於對方來說絕對不是溫和舒適的感受。

〔敬意〕

敬意和同理也相當接近，但不完全重疊。就算沒有敬意也可以理解對方所說的話並且有感同身受；相反地就算完全無法理解對方的事情，也能夠尊重對方並且表達敬意。

必須要注意的是救世主（彌賽亞）情結。也就是所謂的「可以幫助他人，我喜歡這樣的自己」這種情感。

若有這種態度，受到援助的一方也會感到受屈辱，因為這變相在告訴他：「你是需要受到幫助、立場相當低下的人。」這種模式持續下去就會讓對方開始依賴這種不健全的應對模式。以結論來說，對方懷抱的問題只能夠靠當事者去面對才能解決，如果抱持救世主心態去接待對方，只會對這點造成妨礙。

因此若是自己內心有「想幫助對方」感受時，就必須要嚴厲檢視自己的動機，這種感受從何而來？是因為幫助對方，自己就會感到開心嗎？

而且也不要營造出單方面的依賴感，必須建立雙方相對的關係。自己對於對方抱持敬意，是為了展現模仿對象給對方看。受到尊敬的對象當然比較容易了解「對他人抱持敬意是怎麼一回事」。

要表達敬意的時候，可以從為對方選擇閱讀素材著手。如果真的是為了對方好，那麼當然不會選擇乍讀之下無法理解的東西。請確認你所選擇的書目是為了滿足自己還是為了幫助對方。

另外在對方有些什麼反應時的應對也能夠表現敬意。這類表現除了語言以外當然也包還非語言的部分。自己是怎麼想對方的？如果真的尊重對方，對方應該就能感受到。

〔誠實〕

「同理」、「敬意」是與對方之間的關係，但是「誠實」則是針對自我認知。這就好比收音機調頻。就算想聽馬勒的交響曲，若是沒有調好頻道，聽起來簡直就像重金屬一樣，若是對於自己的需求毫不關心或者毫無自覺，那麼就無法為參加者向下挖掘重要之處，反而會以自己想知道的事情或者有興趣的事情作為話題重心。為了要抑制這種情況，首先要對自己有所認識。

為了表達誠實，就得要脫離堅持藝術價值這種概念。比方說現在有A及B兩首詩。A的詞意優美且完成度高、是首優秀的藝術作品。而B則非什麼了不起的大作。然而實際上在讀書會當中使用這兩首詩時，參加者對於B首詩的反應較多。因此在書目療法上就應該使用B詩，但由於堅持藝術價值結果還是選擇使用A詩——這樣並不是為了參加者而做出的選擇。還請脫離這種對於藝術的堅持，使用為了參加者而挑選的作品吧。

第7章

如何讀一本書？閱讀的方式

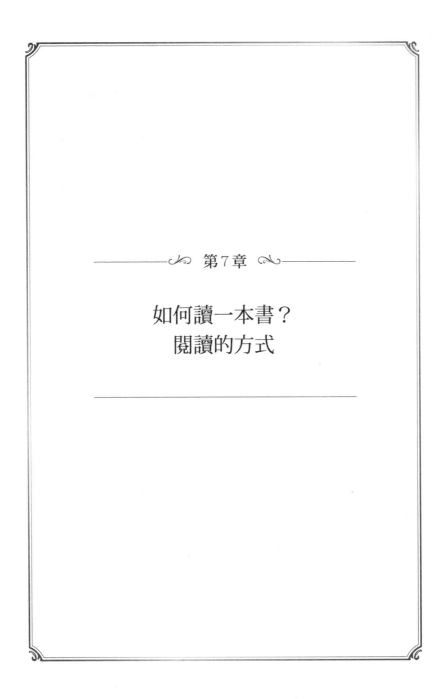

Q&A

速讀比較好嗎？

我想你應該曾經想過要練速讀對吧？又或者已經練就工夫，一天能夠讀好幾本書。當然，如果目的是獲得資訊或者知識，那麼速讀很不錯，如此也可以快速消化那些買了而未讀的書籍、減輕精神負擔，另外還有著滿足求知慾望的好處。

但是，**以書目療法的情況來說，還是鼓勵大家慢慢閱讀**。因為緩慢閱讀能夠認識自己，同時也能感受到「我還相當悠哉」。

在心理學上這稱為行動療法，是由行動來改變精神狀態的方法。比方說，人在意志消沉的時候很容易姿勢不良、說話聲音也小小聲，但是刻意端正儀態、放大音量的話，就會開始覺得自己有活力。相同地，緩慢閱讀也能夠讓自己的內心變得比較悠哉。

緩慢閱讀、品味一本書籍的意義，並不在於吸收短期能幫上忙的知識，而是為未來儲備生存用的糧食，因此應該能夠比速讀獲得的東西還要多吧。

平野啟一郎在《本の読み方　スロー・リーディングの実践》（如何讀一本

書：慢讀的實踐）當中提到法國思想家孟德斯鳩為了撰寫《論法的精神》耗費了二十年的歲月。而平野是這麼說的。

如孟德斯鳩這般第一等的知性之人，花費二十年思考的事情，難道我們快速以一兩個小時翻閱就能夠理解嗎？更何況使用速讀法那樣一分鐘翻個三十頁的飛快速度映在眼底之類的，覺得這樣就能理解也真是太愚蠢了。（中略）

當然，並不是說作者耗費二十年書寫，我們就得要花費二十年閱讀。花一個星期讀完它，我想應該也沒關係吧！但是對於作者花費的那二十年，我們絕對不能遺忘謙虛之心。

採用與書寫者花費時間相同的速度來閱讀，應該會有所得。作者為何選擇這個單字、為何使用漢字而非假名來表記；為何在這裡打上句點等等，一邊思考一邊閱讀下去也能夠讓閱讀變得更深一層[54]。

實際上白話、輕鬆的散文馬上就能夠讀完了，但是背後由許多長年思緒構成的文章，讀起來也比較花時間。

54. 這種閱讀方式可以參考佐藤正午的《小説の読み書き》（小說讀寫）。

以宗教改革聞名的路德，認為閱讀「是祈禱、也是冥想，更是考驗」。閱讀是一種連人生都能都能改變的行為[55]，總該有適合這種深度的速度。

Q&A……電子書也行嗎？

有個調查指出，讀紙本書比電子書更容易記得內容。應該是因為紙本書能夠以眼睛掌握自己讀到哪裡、翻動紙張的觸感也給人比較實在的體會。若睡前讀電子書，電子閱讀器所發出的光線，則可能會讓人減少褪黑素分泌，阻礙睡眠，實體紙本書則沒有這樣的顧慮[56]。

但是若有閱讀障礙等情況的人，**部分的電子書籍可以調整文字大小或者字型，讓閱讀變得比較容易**，另外還有不好買紙本的書也可能輕鬆買到電子版等優點。**還有方便攜帶、喜歡書籍但是受到居住空間的限制，電子書也能夠解決這種煩惱。**

55. 這種閱讀方式可以參考佐佐木中的《切りとれ、あの祈る手を》（斬下那祈禱之手）。

56. 電子書籍對於身體造成的影響，詳見《読む薬》（閱讀良藥）。

我的朋友平常都是閱讀電子書，不過他在住院的時候卻不想看電子書，說比較想看紙本書籍。或許電子載體本身在人虛弱的時候也比較容易讓人感到疲憊吧！

因為這些情況，要怎麼使用電子書完全因人而異。我想大多數人會區分為紙本派或者電子書派，但是也有人像翻譯家夏目大先生那樣，已經擁有紙本書卻還是又買了同一本書的電子版。他的理由是能夠將喜歡的書隨時隨地帶著走。

我認為以取得資訊來說的話，電子書籍就相當充分了，但基本上來說我還是喜歡「實體」、具有「存在感」的書籍，因此當然是比較喜歡紙本書。全部都以電子書籍取而代之，打個比方來說，就很像是吃維他命取代所有沙拉那樣。沙拉當中的各式各樣蔬菜色調、口感、味道、水嫩感——品嘗這些與吞下維他命，就算攝取的營養相同，體驗還是不一樣。我想讀了一百本紙本書和以電子閱讀器讀完這一百本的人，在感性上還是會出現相當大的差距吧！以紙本書來說，就算只談紙張種類，也會有質感、重量、印刷效果等等，必須考量各種要素之後才能選擇出來。作者、編輯、裝幀家等相關的人也都會考量到這個層面。拿起這樣的東西和接收數位化的資訊，我想還是有所不同的。

設計師山本耀司先生曾在二〇二〇年十二月二十六日的日經新聞報導當中，提到他對於快時尚的擔憂。

「雖然有許多人購買快時尚的服裝，但服裝並非便宜就好的東西。手工的服裝與電腦製作的東西有著明顯差異，上頭有靈魂及生命力。正因為是特別的東西，要穿得好也非常辛苦，因此在穿著的時候也需要特別的決心及氣魄。製作的人以及穿著的人，都會覺得自己受到考驗。」

「穿著好服裝對於人類來說是不可或缺的文化。對於製作服裝的感性及技術變得可有可無的風潮，我抱持著強烈的危機感。」

今後電子書籍的存在方式或許會有所改變，但對於目前的電子書，我也抱持著和山本先生對於快時尚相同的擔憂。

我並沒有全面否定電子書。只是希望大家身為讀者能夠意識到將紙本作為文化來珍惜這個觀點。

Q&A 可以重複讀同一本書嗎？

以書目療法來說，重讀是非常有效的做法。

《The Novel Cure: An A-Z of Literary Remedies》（小說藥方——人生疑難雜症文學指南）作者之一是艾拉・柏素德，身為一位書目治療師的他，據說會定期重讀孩提時代閱讀的《Trollvinter》（姆米谷的冬天）。如此一來，每讀一次就像是剝洋蔥一般，會見到二十多歲的自己、青春期的自己、孩提時代的自己……與過往的自我相逢。

由於我在孩提時代也有閱讀該書的記憶，因此試著模仿了一下，非常令我訝異的是腦海中真的浮現了當年在圖書室閱讀時的光景，就連光線分布的影像都清晰記得，真的喚起了記憶。同時我也發現自己對於書中角色懷抱的情緒、由故事中接收到的感覺也都與孩提時代相同。由於能夠接觸到自己從未變動的核心，喚起懷念的感受，在這些層面上非常推薦大家重讀書籍。

孩提時代閱讀以後留下印象的繪本等，長大以後重讀，或許就能夠理解當時為何會留下印象。我對於繪本《PLAY WITH ME》（和我玩好嗎？／瑪麗・荷・艾斯著／中文版由遠流出版）一直留有很深刻的印象。故事是說一個女孩子為了和動物們玩而去抓牠們，結果大家都逃走了。她非常失望的一個人呆著，結果動物們就來找她一起玩了。當我還是孩子時讀了這本繪本，得到的啟發是：「不能只有自己想要，而應該要讓他人想要」（我是否覺得這是行銷的書籍呢……）。等到長大以後重讀，才覺得這本書是要告訴大家，不要想著從他人身上得到些什麼，應該要思考自己是否先付出的重要性。**繪本會濃縮一個主題，因此重讀應該就能夠發現自己人生的相關主題**吧。

我也會重讀實用書。我大多會在與自己生活及工作相關之處貼上標籤，不過一次閱讀好幾冊的話，就會體驗到「當時做不到的事情，現在已經能做到了」的喜悅感。

我的恩師松原泰道老師重讀以往讀過的書籍時，似乎會看著畫線的地方想著：「現在我不會在這裡畫線了呢。當時我連這種事情都不明白嗎？」而對於過去的自己說著：「你真是的（笑）」呢。

Q&A 閱讀時，可以在書上寫筆記嗎？

有人覺得書籍應該盡可能筆記、弄髒然後變成自己的東西；但也有人認為不可以在神聖的書本上面寫筆記。標準因人而異，不過**若寫了筆記，重讀的時候便能夠評估自己的成長**。

若是拿到寫了筆記的舊書，除了作者的觀點以外，也能夠得到前書主的觀點，因此能夠拓展自己的視野。甚至會有專門的收集家在收集這類所謂的痕跡本呢[57]！

我雖然不太會寫筆記，但是會經常抄寫書本的內容。為了幫助記憶重要的內容，或者受到感動之處就會抄寫下來，之後再次閱讀會更有感觸。

抄寫喜歡的文章能讓自己的精神狀態較佳，如果作者是在希望讀者的人生過得更好而寫下的內容，那麼也能夠貼近作者的心情、讓自己更加沉穩。

另外，這麼做也可以更了解自己喜歡的作者的文字個性。比方說第一人稱的我使用的是漢字或者平假名這種差異，平假名能夠讓文章整體變得比較柔和、讓心情感到舒適等，像這樣**感受到自己喜歡什麼樣的東西，也能夠更加了解自己**[58]。

57. 痕跡本：在《痕跡本のすすめ（推薦痕跡本）》（古澤和宏著）當中，能夠看見各式各樣令人大感驚訝的痕跡。另外也有專門店「記號書店」只經手有寫筆記的書籍。

58. 請參考本書第一一九頁的「字面選書術」。

這就像抄經一樣，在抄寫的過程中往往更能品味「當下」。這個時代整個世間紛紛擾擾，要擁有一段沉穩的時間相當困難，但若能拿起紙筆，就能夠立即進入寧靜的世界。安岡正篤先生曾說「壺中可窺天」。這句話是說無論在什麼樣的境地，都能夠打造自己的內心世界，以現在來說就好比即使公司的工作相當無聊，若有喜歡的課程或者有興趣的事，就能夠快樂過活吧！但是有時也無法確保做那些事情的時間、或者過於疲憊不留一點精力。這種時候若是「抄經」便能輕鬆開始，也能夠提供心靈能源。

就像是日文的「言靈」一詞所要表達的一樣，言語文字當中有靈魂。抄寫並不是單純的抄寫文字，而是汲取當中的思想、使其變得立體而充滿影響力。**如果看到了讓自己駐足停留、反覆閱讀的話語，那份話語就會有正面的影響力。也就是說，這是你為了自己熬的一帖藥。充分品嘗過後，就能夠成為心靈的養分。**

如果沉浸在這種來自閱讀的幸福感中，就會進入「心流」的狀態。所謂心流是由心理學者米哈里・契克森米哈賴（Csíkszentmihályi Mihály）所提出，表示人類在當下完全沉浸其中的精神狀態。一般認為締造紀錄的運動選手們通常都會進入這種狀態，一旦進入這樣的狀態，心中想著要做的事情就會一步步順利進行，彷彿順流而下。

如果你是煩躁忙碌的度過每一天，就很容易陷入事情做不好的惡性循環。這種時候與其掙扎著應對，更應該要先靜下心來。梳理過的心靈較容易呼喚良質的心流，因此想要轉換心情的時候，可以試試「抄經」這種方法。

Q&A 閱讀時的環境該如何打造？

松岡正剛先生表示：「穿著輕鬆的毛衣讀尼采，與穿著白襯衫繫好皮帶讀尼采，是完全不同的。」他似乎會在閱讀的時候更換服裝。他還提倡「多讀術—希望大家試著在閱讀的同時，同步做其它事」。或許他非常享受著要讓讀書這種行為有更豐富的表現呢。

書目療法很容易搭配其他療法，也能夠活用視覺資料或聽覺資料等[59]。可以搭配書籍享受香氣、配合書本意象來做點心等，活用五感能夠讓閱讀有著更深一層的

59. 請參考本書第五三、五四、七八頁。

體驗。就算只是拿起書本來看看，也可以用喜歡的包裝紙製作書套等；或者把雜誌上漂亮的照片護貝加工做成自己的書籤；蓋蓋自己特製的藏書印等，樂趣無窮。

第8章

這種時候，讀這種書！推薦書籍指南

能夠隨著自己當下的狀態選擇適合的書籍是最為理想的，但若還不習慣這麼做，可能也會不知如何選擇。

想必也有很多人忍不住就伸手拿起了工作或者課業上「必須要讀的書本」、「其他人推薦要一讀的書籍」吧！

確實那麼做也很重要。但是，要不要先以「書目療法」療癒心靈以及身體，先放鬆一下再做那些事情呢？

因此本章介紹的是不同情境之下推薦的書籍。

所有書都是我實際上閱讀過、會在有人找我商量時推薦給對方的書籍。或許大家會覺得當中繪本或者兒童書較多，但這是有其緣故的。

・當精神疲勞而難以閱讀大量文字時，能夠閱讀這些書籍

・訊息比較容易傳達給讀者

・都是長銷書，比較容易取得

・除了自己閱讀以外，也比較容易作為送給相同立場者的禮物

另外，或許有些人會覺得繪本以及兒童書是「給小孩看的書」，但其實它們算是「小孩也能讀的書籍」，成人去閱讀並沒有任何問題。**這些都是身為製作者的大人，為了將重要的事情告訴孩子們而非常認真架構出來的內容。這些大人們的認真態度，想來同樣身為成人的讀者理應能夠接收才是。**

另外，要推薦書籍給他人的時候，也會有關係性與時機的問題。以本書來說，就是身為作者的我，推薦給身為讀者的你，這樣的關係。能夠確保與推薦書籍對象之間的關係性，對方閱讀的可能性也比較高。同時無論是多好的書籍、有確切的關係性，對方的心境也可能產生變化，因此贈送書籍，對方也不一定會閱讀。不過，書籍的好處就是能夠隨自己的時機去相遇。當時對方沒能讀的那本書，在幾年後或許會成為他莫大的救贖。

有些人認為書籍處方重要的是書本內容，由誰來開出這張處方並非本質問題，但我不這麼認為。我感受到的是，若明白是誰抱持什麼樣的心思為自己選了這本書，這件事情對於療法的意義來說也相當重大。

以前曾有人找我商量「該在醫院裡放哪些書呢？」由於那裡是屬於安寧病房[60]使用的建築，我在煩惱許久以後，覺得似乎還是只能選出一些中庸的書籍。雖然

60.安寧病房：日文中使用的是Terminal（終點站）的外來語，表示末期醫療以及看護。

可以放些美術書籍等無關緊要的書本，但忍不住思考起究竟應該要放哪些書才好。

因此我詢問安寧照護的醫師意見，他們告訴我，並不需要太過小心翼翼。實際上將死之人能夠接受的事情比我們想像的還要多上許多。就算我可能覺得別放什麼書名是《死之〇〇》之類的書籍，但或許當事者很想讀呢。因此與其費盡心思想那些奇怪的事情，還不如放一些自己有某種因素而選擇、並且能夠好好表達出理由的書籍，這就是醫生給我的建議。

實際上設置了以書目療法為目的之書櫃的醫院，不管放的是癌症相關書籍還是川柳[61]的書，每一本都會加上工作人員選擇該書籍的理由。

為了某個人選擇書籍並送給對方的時候，不要想強加於對方身上，而是添上一句話，告訴對方你是以什麼樣的想法選了這本書會比較好[62]。

那麼接下來我就要介紹我推薦的書籍了。雖然有情境上的差異，不過只要覺得有些在意的話，就請務必拿起那本書，實踐書目療法。[63]

61. 譯注：川柳，如同俳句一樣，是日文定型詩的其中一種。

62. 也請同時參考一四六頁

63. 譯注：推薦書籍部分尚無中文版本，因此以原文附上直譯中文的方式呈現，若有中文版則將標註其中。

失去身邊重要的人時

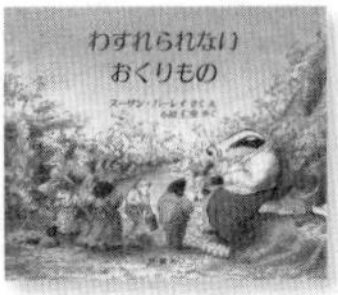

《わすれられないおくりもの》
獾的禮物（原文書名Badger's Parting Gifts）／蘇珊・巴蕾（Susan Varley）著、繪／中文版由遠流出版

有一隻獾在森林當中相當受到夥伴們的仰慕。他教導大家許多事情，像是烹調餐點的方法、打領帶的方法等各式各樣的事情，大家都是在牠的幫助下成長的。但是有一天，那隻獾過世了。夥伴們非常沉痛，大家聚集在一起談這件事情的時候，卻忍不住聊起了獾曾經教導過自己哪些事情、自己靠著獾的教誨而學會了什麼等等，此起彼落說起了回憶。隨著時間過去，大家原先悲嘆著獾過世的心情，也轉變為由於自己收受如此多東西而感到歡喜。大家開始回憶起那些與獾相關的快樂過往。

失去重要之人時，大家很容易因為巨大的喪失感而一蹶不振。這本繪本能在這種時候為人點起一盞光明、溫暖的燈而支撐人心。

內心感到十分惶恐不安時

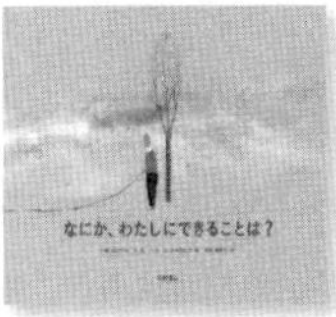

《And What Can I Do?》
有沒有我能做的事？／荷西・坎帕納里（Campanari Jose）著／傑蘇斯・西斯內羅斯（Jesus Cisneros）繪

這位大叔每天翻閱新聞都感到相當不安。

「有沒有什麼我能做的事情呢？」

不斷思考之下他終於脫口說出了這句話。結果聽到他這句話的人們，紛紛拜託他做某件事情。「幫我買個麵包」好嗎、「帶我去醫院」、「找我吃飯吧」……在忙於回應大家委託之事以後，這位大叔也不再感到內心惶恐不安。

當這個世界上的狀況相當陰暗的時候，很容易就對於那些不斷惡化的情勢感到無力。這種時候還請像這本繪本中的「大叔」一樣，取回與世人的關聯吧。自己成為工作的主體、確實體驗到能夠改變以後，就可以緩和不安的心情。

感受到自己不被任何人需要時

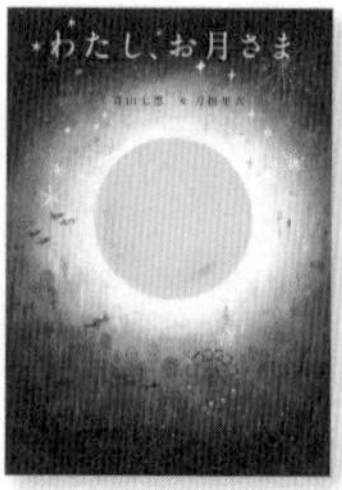

《わたし、お月さま》
我是月亮／青山七惠文 著／刀根里衣繪／中文版由青林出版

有天月亮因為感到寂寞，為了造訪從前曾見過的太空人而前往地球。很長一段時間他在各地歷經各種冒險，覺得大家應該已經忘了自己曾在夜空中閃閃發亮的樣子吧。但他卻聽見了那個太空人的聲音說著，相信自己會回到天空中、會繼續等待下去。

每個人都有自己的立足之地與其角色定位，並且尋求著這些東西。但有時候可能無法感受到已經存在的價值，或者因為和其他人比較之後覺得並沒有想像中的特別。

這種時候請和月亮一樣，暫時離開一下那兒吧。離開以後一定就能夠看清楚，那裡是有多麼重要、而且有多麼需要你。

總覺得煩躁不已而想著「別管我！」的時候

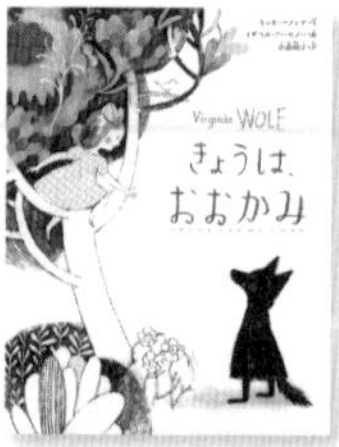

《Virginia Wolf》
小狼不哭／琪歐・麥可莉兒（Kyo Maclear）著／伊莎貝爾・阿瑟諾（Isabelle Arsenault）繪／中文版由字畝文化出版

妹妹維吉尼亞覺得自己是一隻狼，對所有事情感到不滿、蓋上棉被說：「別管我！」姊姊凡妮莎非常擔心妹妹而做了各種努力，但只得到「不對、不對、不是這樣！」的回應。究竟維吉尼亞能不能脫離一匹狼的心情呢？凡妮莎又該如何是好……？

透過繪本客觀檢視自己的精神狀態，以「今天是隻小狼」這種命名方式，給自己的心情一個明確的詮釋。接受身為一隻狼般的自己，有時候這樣也不壞。

繪本的前半為黑白、後半則為彩色，這是為了與心理狀態同調而使用的方法，在眺望色彩變化的同時應該也能提升精神狀態。希望讓自己盡快脫離小狼心情的話，或許能把這本書擺在手邊作為常用藥。

感到孤獨的時候

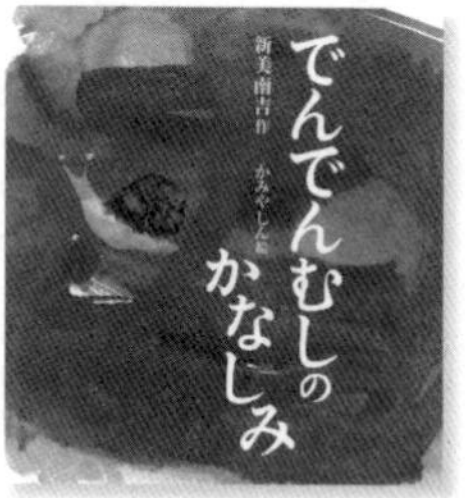

《でんでんむしのかなしみ》
蝸牛的悲哀／新美南吉 著／中文無繪本版書籍，單篇故事可參考由紅通通文化出版社出版的《新美南吉的「狐狸出沒！」》

蝸牛某一天忽然發現自己背上的殼裡裝滿了悲傷。他非常驚訝，覺得這樣實在活不下去，因此向夥伴們傾訴這件事情。但是夥伴們背上的殼不也都裝滿了悲傷嗎？蝸牛束手無策，只好去尋找其他夥伴，但大家都是一樣的。在做這些事情的時候，蝸牛終於察覺到重要的事情。背負著悲傷的，並不是只有自己……。

除了悲傷以外，當人懷抱著各種負面情緒的時候，很容易會想著「只有我一個人如此痛苦」。由於覺得沒有人能夠理解這件事情，所以感到孤獨。這本繪本能夠讓讀者驚覺自己的視野原來變得如此狹窄，其實「不是只有自己這樣」。

也推薦這本

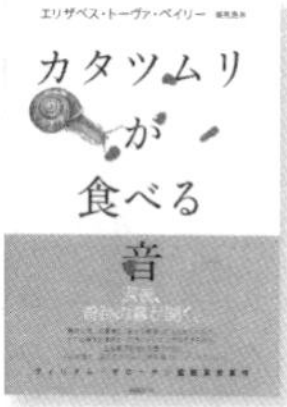

《The Sound of a Wild Snail Eating》
野生蝸牛飲食之聲／伊麗莎白．托娃．貝利（Elisabeth Tova Bailey）著

朋友為臥病在床的作者帶來了一隻蝸牛。作者於是觀察那隻蝸牛的生態度日。原先覺得周遭的人都努力工作、育兒，就只有自己因為生病而躺在那兒被拋下，但在關注著蝸牛生態的同時，焦躁感及自己不中用的想法也逐漸淡薄。

不管做什麼，都覺得時間不夠的時候

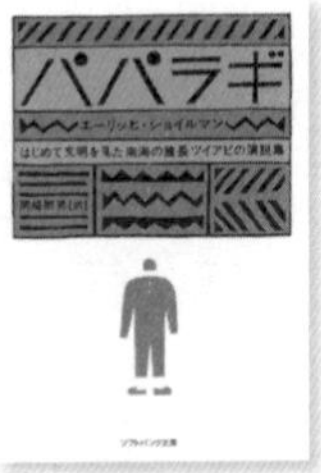

《Der Papalagi》
帕帕拉吉－劃破天空的文明人／埃利希．薛曼（Erich Scheurmann）著／中文版由果力出版

這本書是首次見到文明世界的南海酋長發表的演說集，他是這樣看待文明的白人（帕帕拉吉）與時間的關係。

「他們以確實的計畫將每個嶄新一天，粉碎為小碎片，結果褻瀆了神與神的大智慧。他們將一整天切割開，就像是拿刀具把柔軟的椰子果實剁碎一樣。（中略）帕帕拉吉哀嘆著：『噢，這是怎麼回事。已經過了一小時啦。』同時還會展現出彷彿有著重大煩惱般的悲傷面孔。但就在此時，明明新的一小時已經開始了。」

這本書能夠給人一個重新思考的契機，關於時間的定義、自己應該如何看待時間，而非一味想著如何省時間。

覺得只有自己特別辛苦的時候

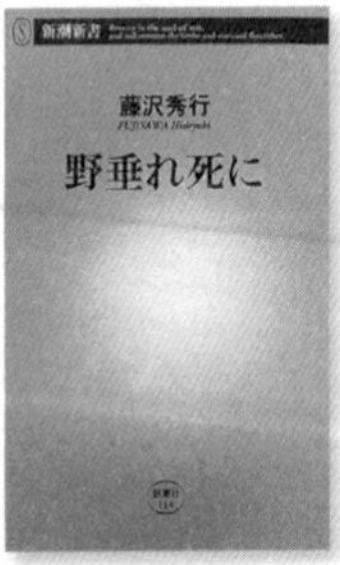

《野垂れ死に》
死在路邊／藤澤秀行 著

藤澤秀行是被稱為天才棋士的人。他的人生也相當波瀾萬丈。上億元的債款、賭博及酗酒等數不清的胡來行為，三次罹癌……。光是其中一件事情就足以讓其他人大為受挫了，但他本人卻非常豪爽。讀著他以數篇文章寫下的荒唐生活樣貌，就能夠稍微遠離自己的價值觀。

更強悍的是他的夫人。因為她竟能平心靜氣處理秀行先生的胡來、與警察交涉、處理債款以及丈夫多位情人。就連討債的上門，她都能怒斥對方：「至少脫個鞋子吧！」甚至連丈夫情人的兒子都萬分仰慕她，並表示：「要是您是我真正的母親就好了。」。

知道有這樣的人存在，就會覺得自己的煩惱也沒有什麼大不了的，相對也會感到心情輕鬆。

感到沉悶的時候

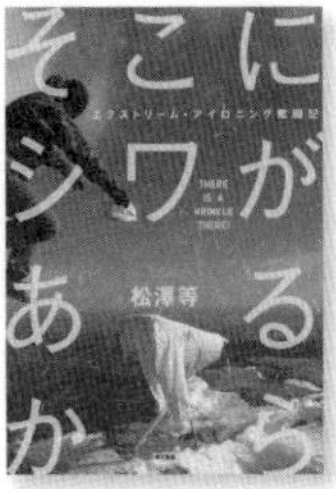

《そこにシワがあるから》
因為皺摺就在那兒／松澤等著

大家知道一種名為「極限燙衣」的運動嗎？這種運動的內容就是前往戶外極限狀態，然後燙衣服。在富士山頂、在海底、在攀岩的時候、在衝浪的時候，又或者是在做前滑弓箭步滑行（譯註：Ina Bauer，是花式滑冰的動作之一）的時候……燙衣服。雖然聽起來非常愚蠢卻是認真無比的極限運動。每個單項運動的難度就已經非常高了，並且還要在完成那些運動的同時燙衣服，不能只「做做樣子」，要把衣服燙得漂亮還真是需要一番修練。

為此終極運動深深著迷的作者，撰寫出這本充滿熱情的奮鬥紀錄，有些脫離日常卻能給人十足活力。雖然他如此認真，但是看到照片上他正在燙衣服的樣子又令人不禁會心一笑，能一口氣吹散心中的鬱悶。

遭遇慘烈之事的時候

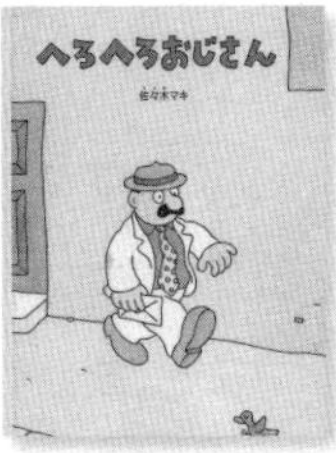

《へろへろおじさん》
氣喘吁吁大叔／佐佐木瑪奇著

大叔寫了封信給朋友。為了要將信投進郵筒裡，他出了房間，沒想到卻從樓梯上滾了下去。撿起信走到屋外，竟然有張毯子從二樓唰地掉到他頭上。在看櫥窗的時候有隻狗兒在腳邊繞，繩子纏住大叔而拖著他跑，到頭來還被捲入神祕的「豬豬追跑祭」當中，被一大群豬踩在腳下……。總而言之大叔遇到了一堆倒楣事，然後迎來最後一個打擊。大叔能否得到救贖呢……？

因為太過悲慘、雖然很可憐但大叔的樣子實在令人忍俊不禁。將自己各種辛苦的體驗與大叔的經歷重疊在一起，用大笑忘掉吧，然後請一起收下最後那微小卻能夠深入心靈的救贖。

想要離開此地、遠走高飛的時候

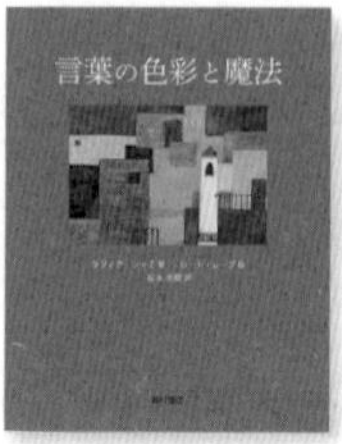

《言葉の色彩と魔法》

Die Farbe der Worte（言語的色彩與魔法）／拉菲克・沙米（Rafik Schami）著／松永美穗 譯／魯特・利布（Root Leeb）繪

這是由敘利亞流亡至德國的國民作家拉菲克・沙米（Rafik Schami）所撰寫的短篇集。有如現代版天方夜譚般推展開來的故事們，雖然短小卻滿載著人生。其夫人魯特・利布（Root Leeb）為每篇作品添加的插圖，讓故事有更深一層風貌。

就算是忙碌也能夠馬上閱讀這類書籍，短短的時間內就能將你帶到另一個世界。當中並沒有會讓人猛然回到日常生活的要素，因此心靈不會受到威脅，可以安心沉浸在故事當中。

（日本書目療法學會曾經舉辦本書的「書與音樂之會」。可以從以下連結欣賞廣美小姐因本書而撰寫的大提琴演奏樂曲）

感到生命力逐漸衰弱的時候

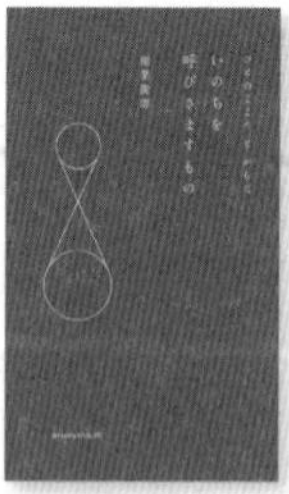

《いのちを呼びさますもの》

喚醒生命之物／稲葉俊郎 著

人在虛弱的時候並不能只靠補充特定保健食品就能痊癒。因為受到損害的是更大的、與自身的連結。

這本書的內容是作者身為醫師，以超越醫療而納入音樂與藝術療癒心靈與身體的文章。細細品味閱讀下去能夠緩緩解開身心緊繃狀態，逐漸回到其應立足之處，讓營養能夠好好抵達每個細胞，想來應該能體會到水潤的感覺。

那以大紅色有著如皮革般厚度紙張製成的書封，也能以其存在感讓人感受到書本的力量。連同這樣的樣貌在內，其內容完全符合書名，正是喚醒生命之物。

對他人的惡意感到疲累時

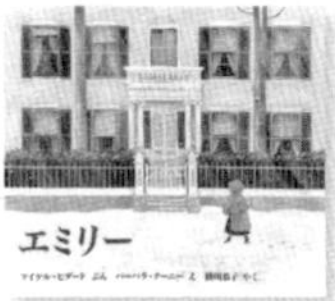

《Emily》
愛蜜莉／邁可・貝達著／芭芭拉・庫尼插圖／中文版由青林出版

感覺到惡意的時候不選擇挺身面對、而是躲起來封閉在自己的殼中，也是保護自己的方法之一。話雖如此，在現實生活當中或許會無處可逃。這樣的話，就在這本書裡體驗一下徹底封閉繭居的生活吧。

愛蜜莉被鎮上的人稱為「神秘女郎」。她將近二十年不曾踏出家門，若是有不認識的人前來，便會馬上躲起來。書中描寫的愛蜜莉是真實存在的詩人愛蜜莉・狄金森（Emily Elizabeth Dickinson）。隨年事增長，她隱遁人前的行為越來越誇張，但是在她死後，卻發現她的書桌抽屜裡放著將近一千八百篇詩文，她也因此聞名世界。

躲藏於文字中獲得的安心感，應該也能夠為心靈帶來某些豐裕。

希望自己心中能有凜然之氣

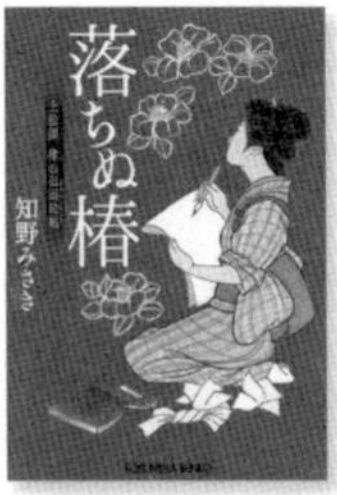

《落ちぬ椿——上絵師律の似面絵帖》
椿花不落——上繪師律的肖像畫冊／知野美咲著

故事以江戶時代為背景，主角名為律，是個努力且獨立的繪師。她的副業是接受肖像畫委託，本書就是律在畫畫過程所經歷的各種人與故事。在那個時代，女性師傅要能夠獨立是非常困難的，因此不斷努力要脫胎換骨成長的律，努力的樣貌令人印象深刻。她不曾依靠他人、謹守本分而拼命活下去。接觸到這種人的魅力，心靈也能在讀後充滿溫暖與開朗。

主角與青梅竹馬之間的戀情發展也相當吸引讀者，語句也簡單易讀，即使不擅長閱讀近世背景小說的人也能輕鬆進入故事當中。如果覺得喜歡這部作品，可以繼續閱讀本系列其他部著作，或者是作者知野美咲其他系列作品的角色，也有著與本作共通的性質。

受困於死亡不安時

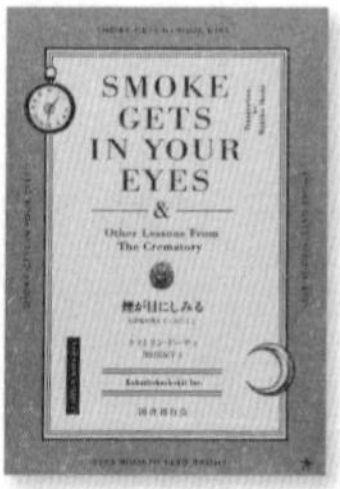

《Smoke Gets in Your Eyes》
煙霧迷漫你的眼／凱特琳・道堤（Caitlin Doughty）著／中文版由平安文化出版

作者在八歲的時候看見和自己同年的女孩子失足身亡的瞬間，自此以後「死亡」就無法遠離腦海。而長大後的作者選擇的是成為火葬工作人員，好好面對死亡。為屍體剃鬍鬚、做防腐、看到火葬爐中有如岩漿一般溢出的脂肪……真實報導出火葬現場的文章中卻帶有一絲幽默。同時還能隨著作者長年研究世界各地的死亡哲學，完全沉浸在「死亡」的世界當中。與其逃避現實視而不見，還不如好好面對。

也推薦這本

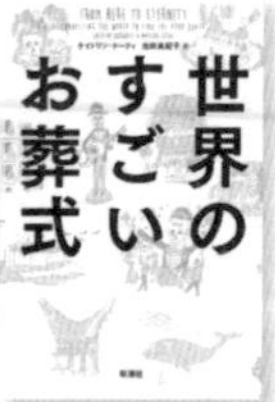

《世界のすごいお葬式》
世界神奇葬禮／凱特琳・道堤（Caitlin Dorty）著

同一位作者另一本關於葬禮的著作，則能完全顛覆大家對於憑弔的概念。知道有地方會將化為木乃伊的屍體挖出來一起野餐，想來也不會覺得死亡有多可怕了。

似乎因為年紀而想要放棄某些事物

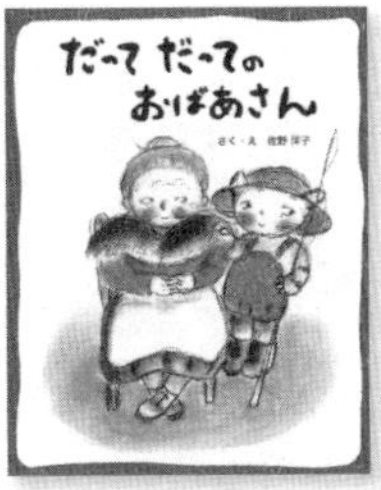

《だってだっての　おばあさん》
五歲老奶奶去釣魚／佐野洋子 著／中文版由大穎文化出版

有位與貓咪住在一起的九十八歲老奶奶。每天就算邀她釣魚，她也會說「可是我都九十八歲了」然後婉拒邀請。然而在九十九歲生日那天，因為蠟燭不夠，家人在生日蛋糕上只插了五支蠟燭，沒想到她因此而性情大變。邀她去釣魚，她會說：「哎呀！對了，我只有五歲，那我要去釣魚。」然後一起前往釣魚。

人們往往習慣把年紀當成藉口，打造各種侷限自己的枷鎖。不適合做這種事情、最好別做這種事情、這種事情怎麼可能辦得到等等。有些是有意識如此做的，但也有些是下意識的吧！結果不知何時起總是找著藉口，人生也變得相當無聊。那活力十足又開開心心的老奶奶樣子，能夠為你卸去枷鎖。

也推薦這本

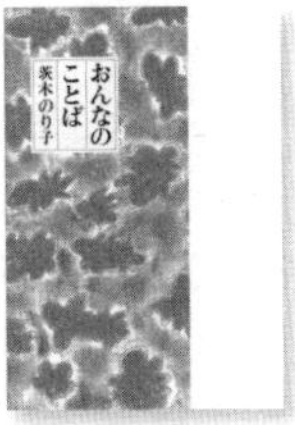

《おんなのことば》
女人的話語／茨木法子 著

在「至少保有自己的感性」一詩當中「變得乾巴巴的心靈／不要怪到其他人身上／是你自己懶得澆水」、「至少保有自己的感性／要自己保護／大傻瓜」這嚴厲的句子馬上能滲透人心。

因無法出門而感到煩躁時

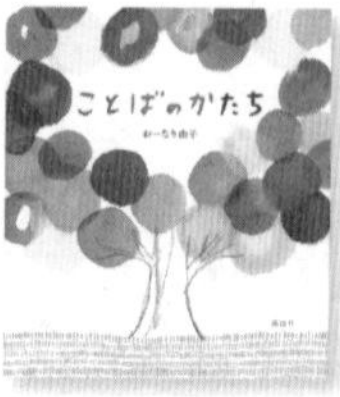

《ことばのかたち》
話語的樣貌／大成由子 著

有人說「話語是心靈的腳步聲」。如果心情紛亂那麼話語也會七零八落，聽到那些話語，心思也會更加煩亂而陷入惡性循環……。然而即使環境無法改變，能夠馬上改變的東西之一便是話語。

這本繪本能夠給予人凝視自己話語的契機。想像一下，說出口的話語若能看得見樣貌，會是什麼樣子呢？然後描繪下來。「傷害某個人的話語」、「悲傷的話語」、「讓自己看起來偉大的話語」、「溫柔有如棉花般的話語」……看著這些話語被賦予樣貌描繪出來，應該就能夠讓思想馳騁於自己所使用的「話語的樣貌」當中。書中明亮而豐富的色彩也能讓心情變得美麗。

閃到腰的時候

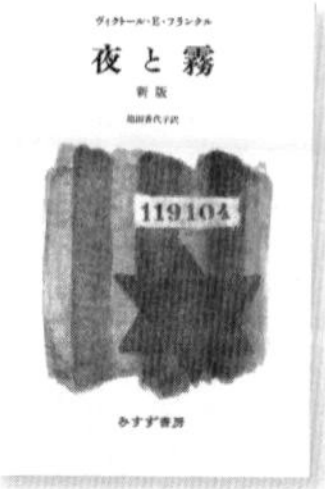

《夜と霧 新版》
活出意義來／維克多・弗蘭克（Viktor E. Frankl）著／中文版由光啟文化出版

這是我自己在閃到腰的時候閱讀的作品。作者本身是一位精神科醫師，由於是猶太人而被德意志納粹帶到集中營裡，連飯也無法好好吃、還被強迫重勞動。夥伴們在飢餓與極度疲勞下紛紛離世。

一邊閱讀他的經歷，一邊不禁想著「與這些人所忍受的事情相比，我不過是閃到腰罷了，應該能撐過去的」。人類如果認為只有自己遭逢痛苦，就會覺得難以忍受，但想到其他人也有如此痛苦的經歷，便能夠忍耐下去。更何況那些還是遠比自己痛苦萬分的經歷……。就這方面來說，集中營實在是極為嚴重的痛苦經歷，想來也不可能有比那更糟的情況了吧。一邊讓思緒馳騁於弗蘭克的經歷中，就耐著性子等腰痛治好吧！

對於現實中的人際關係感到痛苦時

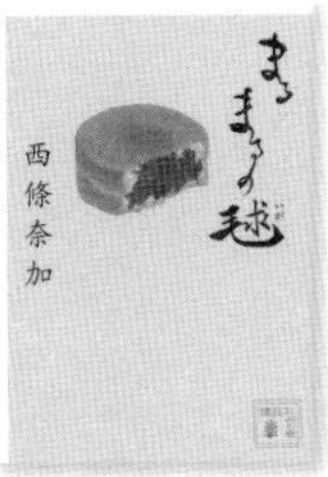

《まるまるの毬》
圓滾滾的果殼／西條奈加 著

當自己對於現實生活的人際關係感到有些痛苦的時候，在書籍的世界裡體驗理想的人際關係、保護自己心靈是非常重要的。可能遇到尖銳難以面對、或者心地不佳的人，與那些人接觸之後會消耗自己的精神，因此請用書籍來大量補充人類所具備的率直與善良。

故事背景是江戶時代的點心店「南星屋」，內容則描寫掌管這間店家的家人各種面貌。那些打從心底散發溫柔的人們，將心比心思考對方的事情而相當體貼他人。接觸這種溫暖的人際關係，能讓自己恢復安穩的心情。當然書中提到的各種美味和果子，也能夠讓心靈富足。

對未來感到不明朗時

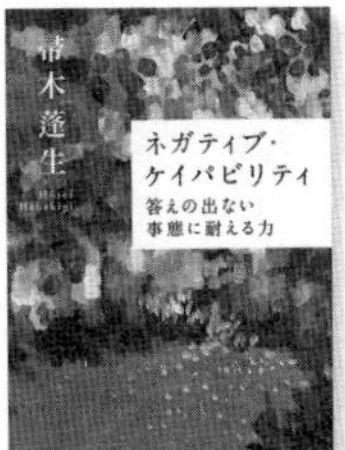

《ネガティブ・ケイパビリティ——答えのない事態に耐える力》
負能量：忍受無解答事況的能力／帚木蓬生 著

作者是一位小說家，同時也是具備長年臨床經驗的精神科醫師，他最重視的便是「同理心」。而其基礎來自負能量——也就是「忍受無論如何都沒有解答、也無法對應的事況之能力」。

人只要覺得好像能理解，就會感到安心。由於這個社會重視解決問題的能力，因此若是一直覺得事情不明朗，就會感到相當不安。無法忍耐不明白之事、只要有能早日解決的方法就會飛撲過去。請不要試著只解決事情的表面問題，就算無法做到什麼，也應該努力與懸在半空中的狀態和平共處、繼續撐下去。相信自己只要能撐過去，一定能水到渠成。養成這種力量以後，或許會變得比較容易生存吧？

朝夢想前進，但希望有人在背後推一把時

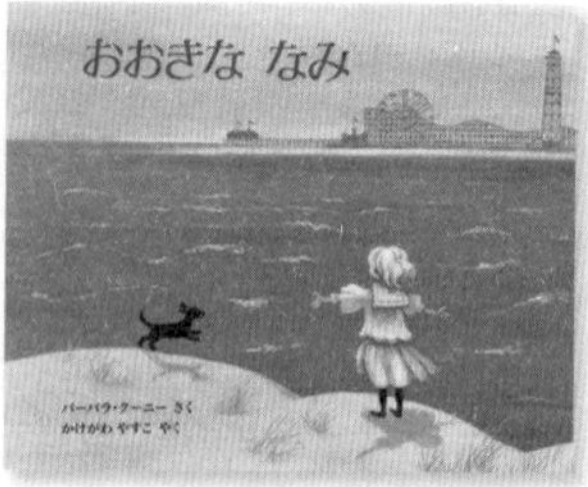

《おおきな なみ》

朗菲奧小姐／芭芭拉・庫尼（Barbara Cooney）著

哈蒂自小就夢想要成為一名畫家。在她長大、搬家後，自己周遭的環境也隨之改變，但是她的夢想不曾改變：「我要成為畫家。」

某天晚上在歌劇院裡見到年輕歌手那種把自己的身心全部奉獻出來歌唱的樣貌，她終於明白了。她可以奉獻出身心、自己的一切去畫畫。

心中一直懷抱的思緒終於像滔天巨浪一般朝她打來，哈蒂的內心激昂無比。就像哈蒂受到年輕歌手的啟發一樣，我也受到了哈蒂的啟發。明白我現在就可以往夢想前進。

【本書中提到的文獻清單（除第8章外）】

『ハリー・ポッター』シリーズ（J．K．ローリング 著／松岡佑子 訳／静山社）
『ドラゴン桜』（三田紀房／講談社）
『うつの世界にさよならする100冊の本』
（寺田真理子 著／佐藤伝 監修／SBクリエイティブ）
『読書療法』（阪本一郎、室伏武 編著／明治図書出版）
『ガルガンチュア物語』（フランソワ・ラブレー／いくつかの出版社からさまざまな訳者で出版されている）
『コーラン』（さまざまな解説書や日本語訳などがいくつかの出版社から出版されている）
『人間の心』（カール・A．メニンジャー 著／草野栄三良 訳／古沢平作 監修／日本教文社）
『捨てる女』（内澤旬子／朝日文庫）
『診療室にきた赤ずきん――物語療法の世界』（大平健／新潮文庫）
『蓼喰う虫』（谷崎潤一郎／新潮文庫）
『世界の終りとハードボイルド・ワンダーランド』（村上春樹／新潮文庫）
『傷を愛せるか』（宮地尚子／大月書店）
『読む薬』（五十嵐良雄 著／日本読書療法学会 監修／アチーブメント出版）
『人生を変える幸せの腰痛学校』（伊藤かよこ／プレジデント社）
『私は私になっていく』（クリスティーン・ブライデン 著／馬籠久美子、桧垣陽子 訳／クリエイツかもがわ）
『こころのりんしょう à·la·carte 第26巻第1号（No.109）』（星和書店）
『いやな気分よ、さようなら』
（デビッド・D．バーンズ 著／野村総一郎、夏苅郁子、山岡功一、小池梨花、佐藤美奈子、林建郎 訳／星和書店）
『フィーリングGoodハンドブック』

（デビッド・D．バーンズ 著／野村総一郎 監訳／関沢洋一 訳／星和書店）
『精神医療の現実——処方薬依存からの再生の物語』（嶋田和子／萬書房）
『淳』（土師守／新潮文庫）
『未来をつくる図書館』（菅谷明子／岩波新書）
『嵐が丘』（エミリー・ブロンテ／いくつかの出版社からさまざまな訳者で出版されている）
『文学効能事典——あなたの悩みに効く小説』
（エラ・バーサド、スーザン・エルダキン 著／金原瑞人、石田文子 訳／フィルムアート社）
『ムーミン谷の彗星』（トーベ・ヤンソン 著／下村隆一 訳／講談社文庫）
『ムーミン谷の冬』（トーベ・ヤンソン 著／山室静 訳／講談社文庫）
『ムーミンパパ海へいく』（トーベ・ヤンソン 著／小野寺百合子 訳／講談社文庫）
『ムーミン谷の十一月』（トーベ・ヤンソン 著／鈴木徹郎 訳／講談社文庫）
『くじけないで』（柴田トヨ／飛鳥新社）
『ワンダー』（R・J・パラシオ 著／中井はるの 訳／ほるぷ出版）
『読書療法——その基礎と実際』（大神貞男／文教書院）
『家なき娘』（エクトール・マロ／いくつかの出版社からさまざまな訳者で出版されている）
『次郎物語』（下村湖人／いくつかの出版社から出版されている）
『真実一路』（山本有三／新潮文庫）
『破戒』（島崎藤村／いくつかの出版社から出版されている）
『小鹿物語』（マージョリー・キナン ローリングズ／いくつかの出版社からさまざまな訳者で出版されている）
『伊豆の踊子』（川端康成／いくつかの出版社から出版されている）
『スイミー ちいさなかしこいさかなのはなし』（レオ＝レオニ 著／谷川俊太郎 訳／好学社）
『スーホの白い馬』（大塚勇三 再話／赤羽末吉 画／福音館書店）

『心からのごめんなさいへ——一人ひとりの個性に合わせた教育を導入した少年院の挑戦』
（品川裕香／中央法規出版）
『刑務所図書館の人びと』（アヴィ・スタインバーグ 著／金原瑞人、野沢佳織 訳／柏書房）
『プリズン・ブック・クラブ』（アン・ウォームズリー 著／向井和美 訳／紀伊國屋書店）
『刑務所の読書クラブ』（ミキータ・ブロットマン 著／川添節子 訳／原書房）
『奇妙な死刑囚』
（アンソニー・レイ・ヒントン 著／ブライアン・スティーブンソン 序文／栗木さつき 訳／海と月社）
『図書館ホスピタル』（三萩せんや／河出書房新社）
『お探し物は図書室まで』（青山美智子／ポプラ社）
『奔放な読書——本嫌いのための新読書術』
（ダニエル・ペナック 著／浜名優美、木村宣子、浜名エレーヌ 訳／藤原書店）
『心と響き合う読書案内』（小川洋子／ＰＨＰ新書）
『ピアノの森』（一色まこと／講談社）
『古今黄金譚』（林望／平凡社新書）
『ミニチュア作家』（ジェシー・バートン 著／青木純子 訳／早川書房）
『チューダー王朝弁護士シャードレイク』シリーズ（Ｃ・Ｊ・サンソム 著／越前敏弥 訳／集英社文庫）
『人生論としての読書論』（森信三／致知出版社）
『パパは楽しい躁うつ病』（北杜夫、斎藤由香／新潮文庫）
『新・装幀談義』（菊地信義／白水社）
『白い花と鳥たちの祈り』（河原千恵子／集英社）
『人外』（松浦寿輝／講談社）
『羊と鋼の森』（宮下奈都／文春文庫）

『ピアノのムシ』（荒川三喜夫／芳文社）
『ピアノ調律師』（M・B・ゴフスタイン 著／末盛千枝子 訳／現代企画室）
『パリ左岸のピアノ工房』（T．E．カーハート 著／村松潔 訳／新潮社）
『ピアニストは語る』（ヴァレリー・アファナシエフ／講談社現代新書）
『ピアニストの脳を科学する――超絶技巧のメカニズム』（古屋晋一／春秋社）
『夢学（ユメオロジー）』（パトリシア・ガーフィールド 著／花野秀男 訳／白揚社）
『楽園のカンヴァス』（原田マハ／新潮文庫）
『翻訳者による海外文学ブックガイド BOOKMARK』
（金原瑞人、三辺律子 編／CCCメディアハウス）
『草子ブックガイド』（玉川重機／講談社）
『山家集』（西行／さまざまな解説書や現代語訳などがいくつかの出版社から出版されている）
『絶望に効くブックカフェ』（河合香織／小学館文庫）
『副作用あります!? 人生おたすけ処方本』（三宅香帆／幻冬舎）
『絵本処方箋』（落合恵子／朝日文庫）
『スリップの技法』（久禮亮太／苦楽堂）
『本を売る技術』（矢部潤子／本の雑誌社）
『ソース』（マイク・マクマナス 著／ヒューイ陽子 訳／ヴォイス）
『「原因」と「結果」の法則』（ジェームズ・アレン 著／坂本貢一 訳／サンマーク出版）
『グッドラック』（アレックス・ロビラ、フェルナンド・トリアス・デ・ベス 著／田内志文 訳／ポプラ社）
『【増補改訂版】〈からだ〉の声を聞きなさい――あなたの中のスピリチュアルな友人』
（リズ・ブルボー 著／浅岡夢二 訳／ハート出版）
『百歳で説く「般若心経」』（松原泰道／アートデイズ）

『楽しく生きる仏教』（松原泰道／水書坊）
『他力』（五木寛之／幻冬舎文庫）
『法句経』（さまざまな解説書や現代語訳などがいくつかの出版社から出版されている）
『掌の小説』（川端康成／新潮文庫）
『ぼくのなかの黒い犬』（マシュー・ジョンストン 作・絵／岡本由香子 訳／メディア総合研究所）
『本の読み方　スロー・リーディングの実践』（平野啓一郎／ＰＨＰ新書）
『法の精神』（モンテスキュー／いくつかの出版社からさまざまな訳者で出版されている）
『小説の読み書き』（佐藤正午／岩波新書）
『切りとれ、あの祈る手を』（佐々木中／河出書房新社）
『わたしとあそんで』（マリー・ホール・エッツ 文・絵／よだじゅんいち 訳／福音館書店）
『痕跡本のすすめ』（古沢和宏／太田出版）
『多読術』（松岡正剛／ちくまプリマー新書）

［其他参考文献］

"USING BOOKS IN CLINICAL SOCIAL WORK PRACTICE" Jean T. Pardeck, Routledge
"Bibliotherapy-THE GIRL'S GUIDE to BOOKS for EVERY PHASE of OUR LIVES" Beverly West, Nancy Peske, Dell
『読書療法から読みあいへ――「場」としての絵本』（村中李衣／教育出版）
『お年寄りと絵本を読みあう』（村中李衣／ぶどう社）
『絵本の読みあいからみえてくるもの』（村中李衣／ぶどう社）
『矯正教育の方法と展開――現場からの実践理論』（財団法人矯正協会／矯正協会）

『だから人は本を読む』（福原義春／東洋経済新報社）
『人生に大切なことはすべて絵本から教わった』（末盛千枝子／現代企画室）
『夢は書物にあり』（出久根達郎／平凡社）
『薬石としての本たち』（南木佳士／文藝春秋）
『それでも、読書をやめない理由』（デヴィッド・L．ユーリン 著／井上里 訳／柏書房）
『神経内科医の文学診断』（岩田誠／白水社）
『プルーストとイカ――読書は脳をどのように変えるのか？』
（メアリアン・ウルフ 著／小松淳子 訳／インターシフト）
『脳を創る読書』（酒井邦嘉／実業之日本社）
『奇跡の脳――脳科学者の脳が壊れたとき』（ジル・ボルト・テイラー 著／竹内薫 訳／新潮文庫）
『二重洗脳――依存症の謎を解く』（磯村毅／東洋経済新報社）
『図解でわかる依存症のカラクリ』（磯村毅／秀和システム）
『リセット禁煙のすすめ』（磯村毅／東京六法出版）
『激励禁忌神話の終焉』（井原裕／日本評論社）
『人生の踏絵』（遠藤周作／新潮文庫）
『悲しみの秘義』（若松英輔／文春文庫）
『清川妙 91歳の人生塾』（清川妙／小学館）
『世界の不思議な図書館』（アレックス・ジョンソン 著／北川玲 訳／創元社）
『みんな、絵本から』（柳田邦男 著／石井麻木 写真／講談社）
『絵本を愉しむ――自分のことが好きになる』（笹倉剛／あいり出版）
『絵本はこころの処方箋』（岡田達信／瑞雲社）
『絵本はこころの架け橋』（岡田達信／瑞雲社）

『僕は、字が読めない。――読字障害と戦いつづけた南雲明彦の24年』
(小菅宏/集英社インターナショナル)
『怠けてなんかない! ディスレクシア
――読む・書く・記憶するのが困難なLDの子どもたち。』(品川裕香/岩崎書店)
『ディスレクシア 読み書きのLD――親と専門家のためのガイド』
(マーガレット・J・スノウリング 著/加藤醇子、宇野彰 監訳/紅葉誠一 訳/東京書籍)
『すべての子どもに本との出会いを
――児童自立支援施設・児童相談所・矯正施設への読書活動の支援』
(正井さゆり 著/広島県立図書館 監修/溪水社)
『あふれでたのはやさしさだった』(寮美千子/西日本出版社)
『空が青いから白をえらんだのです――奈良少年刑務所詩集』(寮美千子 編/新潮文庫)
『人生を変える読書――無期懲役囚の心を揺さぶった42冊』(美達大和/廣済堂新書)
『出会い系サイトで70人と実際に会ってその人に合いそうな本をすすめまくった1年間のこと』
(花田菜々子/河出文庫)
『Shrink シュリンク――精神科医ヨワイ』(七海仁 原作/月子 漫画/集英社)
『ナチ 本の略奪』(アンデシュ・リデル 著/北條文緒、小林祐子 訳/国書刊行会)
『書物の破壊の世界史――シュメールの粘土板からデジタル時代まで』
(フェルナンド・バエス 著/八重樫克彦、八重樫由貴子 訳/紀伊國屋書店)

療癒身心的書目療法

在對的時間讀到對的書，透過7個選書練習，
釋放每個過度努力的你！

作者寺田真理子
譯者黃詩婷
主編呂宛霖
責任編輯孫珍（特約）
封面設計羅婕云
內頁美術設計李英娟．駱如蘭（特約）

執行長何飛鵬
PCH集團生活旅遊事業總經理暨社長李淑霞
總編輯汪雨菁
行銷企畫經理呂妙君
行銷企劃專員許立心

出版公司
墨刻出版股份有限公司
地址：台北市104民生東路二段141號9樓
電話：886-2-2500-7008／傳真：886-2-2500-7796
E-mail：mook_service@hmg.com.tw
發行公司
英屬蓋曼群島商家庭傳媒股份有限公司城邦分公司
城邦讀書花園：www.cite.com.tw
劃撥：19863813／戶名：書虫股份有限公司
香港發行城邦（香港）出版集團有限公司
地址：香港灣仔駱克道193號東超商業中心1樓
電話：852-2508-6231／傳真：852-2578-9337
製版·印刷藝樺彩色印刷製版股份有限公司·漾格科技股份有限公司
ISBN978-986-289-666-2 · 978-986-289-669-3（EPUB）
城邦書號KJ2039 **初版**2021年11月
定價420元
MOOK官網www.mook.com.tw
Facebook粉絲團
MOOK墨刻出版 www.facebook.com/travelmook

國家圖書館出版品預行編目資料

療癒身心的書目療法：在對的時間讀到對的書,透過7個選書練習,釋放每個過度努力的你!/寺田真理子著；黃詩婷譯. -- 初版. -- 臺北市：墨刻出版股份有限公司出版：英屬蓋曼群島商家庭傳媒股份有限公司城邦分公司發行, 2021.11
208面；14.8×21公分. -- (SASUGAS ;30)
譯自：心と体がラクになる読書セラピー
ISBN 978-986-289-666-2(平裝)
1.閱讀治療
418.989　　110017447